JN011469

ラクに作れて、しっかりやせる!

決定版

# 糖質オフの
# レンチンレシピ

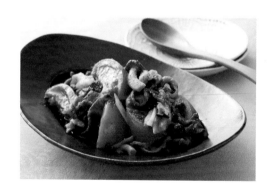

牧田善二 著　牧野直子 料理

人生100年時代といわれるようになりました。医療の発達や栄養状態、衛生状態の改善により、世界的に長寿化が進み、先進国では2007年生まれの2人に1人が100歳を超えて生きるとも予測されています。

長い人生を楽しむためには、健康は大切な財産です。それを支えるのが毎日の「食」であり、健康のバロメーターとしての体重も適切に管理する必要があります。しかし昨今の生活様式の変化もあり、身体を動かす機会が減りストレスもあって、食べ物に依存して体重が増加してしまったという人も多いのではないでしょうか。

私は糖尿病専門医として40年にわたり多くの患者さんを治療してきました。さらに、糖尿病の合併症の原因であるAGE（終末糖化物質）についても研究を続けてきました。その知識から「肥満の原因は糖質にある」ことに気づき、やせるためにはカロリーを制限することではなく、糖質制限こそが必要だということを、10年以上前から主張しています。

今や「糖質オフ」は、健康的なダイエット方法としてすっかり浸透しました。糖質をコントロールすることはダイエットはもとより、若々しい身体を保つことや、仕事や勉強のパフォーマンスを向上させるためにも役立ちます。健康長寿社会の実現が急務となっている

昨今、ますます多くの人に実践してほしいと思っています。

この本では糖質オフ初心者でも挑戦しやすいように、1日の糖質摂取量を90〜100g程度に設定しており、それに合わせたレシピを紹介しています。電子レンジで作れるものがほとんどなので手軽ですし、電子レンジ調理は焼く、揚げるなどの調理法に比べると、悪玉物質のAGEの発生も少ないというメリットもあります。また、食事は楽しみの要素も大きいので、多くの人が無理なく続けられるよう、低糖質のご飯や麺、スイーツなどのレシピも掲載しています。野菜をたっぷり食べて良質なたんぱく質をしっかりとる。そんな

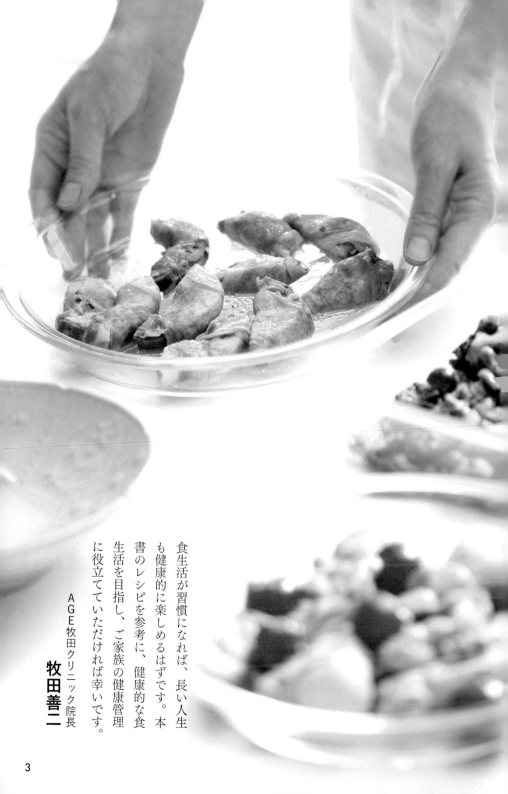

食生活が習慣になれば、長い人生も健康的に楽しめるはずです。本書のレシピを参考に、健康的な食生活を目指し、ご家族の健康管理に役立てていただければ幸いです。

AGE牧田クリニック院長

**牧田善二**

# PART 1 肉のおかず

# PART 2 魚介のおかず

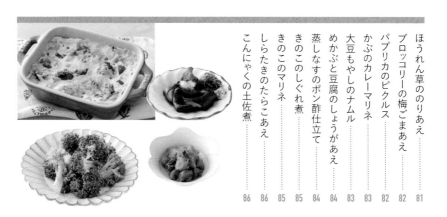

## PART 5　糖質オフの **簡単スイーツ**

---

## ［電子レンジ調理のコツ］

電子レンジ調理にはラップが欠かせません。ふたのような役割で、水分を保ちながら全体を効率よく加熱する効果がありますが、料理によってかけ方にコツがあります。本書内でおもに登場する3つのラップのかけ方をご説明します。

**落とし蓋のように
ラップをのせ、
さらに上にふんわりと
ラップをする**

**蒸気を逃す部分を
開けてラップをする**

**ふんわりと
ラップをする**

### 電子レンジは600wを使用

本書では600wの電子レンジを使用しています。電子レンジが500wの場合は加熱時間を1.2倍、700wの場合は0.8倍にして加熱してください。機種や耐熱容器により火の通り具合に差が生じる場合もありますので、様子を見ながら加熱してください。

# レシピの見方

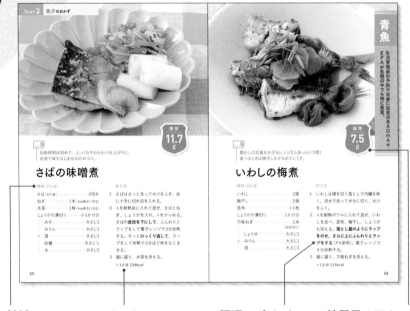

PART 2 魚介のおかず

青魚

生活習慣病の予防や改善に効果のあるDHAや
EPAが魚類の中でも特に豊富

糖質
11.7
g

加熱時間は短めで、ふっくらやわらかい仕上がりに。
余熱で味をなじませるのがコツ。

## さばの味噌煮

材料(2人分)

| さば(切り身) | 2切れ |
| ねぎ | 1本(4cm長さに切る) |
| 水菜 | 1株(4cm長さに切る) |
| しょうがの薄切り | 小1かけ分 |
| みそ | 大さじ1 |
| みりん | 大さじ1 |
| 酒 | 大さじ1 |
| 砂糖 | 大さじ1/2 |
| 水 | 大さじ2 |

作り方

1 さばはさっと洗って水けをふき、皮に十字に切れ目を入れる。

2 Aを耐熱皿に入れて混ぜ、さばとねぎ、しょうがを入れ、Aをからめる。さばの皮目を下にして、ふんわりとラップをして電子レンジで3分加熱する。そっとひっくり返して、ラップをして余熱で3分ほど味をなじませる。

3 器に盛り、水菜を添える。

≡1人分 234kcal

59

糖質
7.5
g

懐かしの定番おかずもレンジだとあっという間!
食べるときは梅干しをからめてどうぞ。

## いわしの梅煮

材料(2人分)

| いわし | 2尾 |
| 梅干し | 2個 |
| 昆布 | 小1枚 |
| しょうがの薄切り | 1かけ分 |
| 万能ねぎ | 1本 |
| | (斜め切り) |
| | しょうゆ | 大さじ1 |
| A | みりん | 大さじ1 |
| | 酒 | 大さじ1 |

作り方

1 いわしは頭を切り落として内臓を除く。流水で洗って半分に切り、水けをふく。

2 Aを耐熱ボウルに入れて混ぜ、いわしを並べ、昆布、梅干し、しょうがを加える。**落とし蓋のようにラップをのせ、さらに上にふんわりとラップをする**(P6参照)。電子レンジで4分加熱する。

3 器に盛り、万能ねぎを添える。

≡1人分 115kcal

58

---

**材料**
基本的に2人分で表記しています。(レシピによって、作りやすい分量のものもあります。)

**kcal**
kcal(エネルギー)は1人分の目安を表記しています。

**調理のポイント**
黄色のラインは、おいしく作るための調理のポイントです。

**糖質量のアイコン**
糖質量(炭水化物－食物繊維)は、1人分の目安を表記しています。献立を考える際の参考にしてください。

---

## ［レシピ表記について］

- 大さじ1＝15ml、小さじ1＝5ml、1カップ＝200mlです。
- 特に記載がない場合は、しょうゆは濃口しょうゆ、塩は精製塩、砂糖は上白糖、みそは信州みそ、オリーブオイルはエクストラバージンオイル、バターは有塩バター、マヨネーズは全卵タイプを使用しています。
- だし汁は昆布、かつお節、煮干しなどでとったものです。
  市販のインスタントだしを表示に従ってお湯で溶かしたものや、だしパックで代用できます。
- 野菜類で特に記載がない場合、洗う、皮をむくなどの下処理をすませてからの手順を説明しています。
- 冷蔵または冷凍保存できる期間を記載しているものもありますが、季節や保存状態によって変わってきます。あくまでも目安と考えて、食べる前に状態を確認してなるべく早めに食べきるようにしてください。
- 本書に掲載したレシピは、下ごしらえを含み、ほぼどこかで電子レンジを使用していますが、麺のレシピなど、鍋で作ったほうが断然早い場合、レンジを使わないものも採用しています。
- 糖質量、kcal(エネルギー量)は、「日本食品標準成分表2015年版（七訂）」（文部科学省科学技術・学術審議会資源調査分科会編）をもとに算出しています。

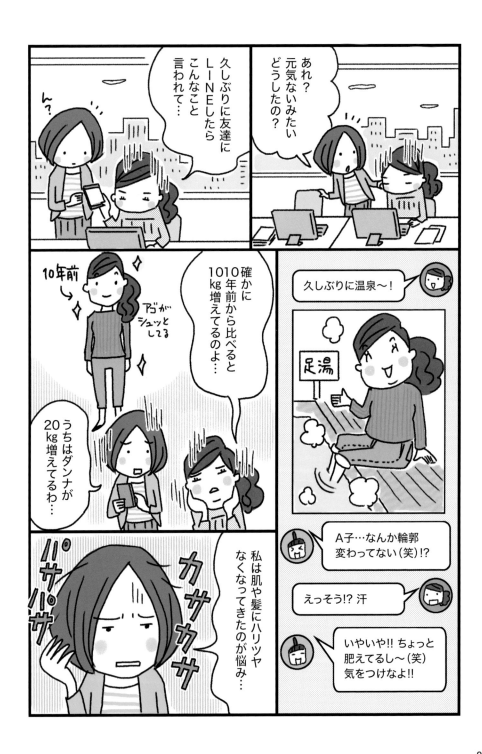

8

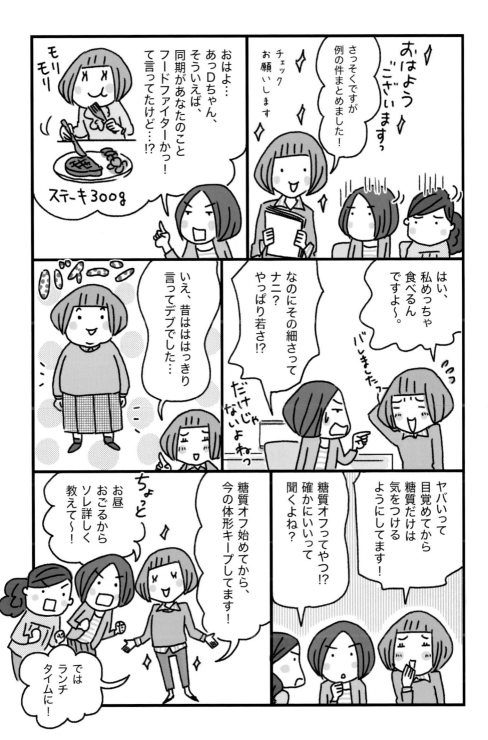

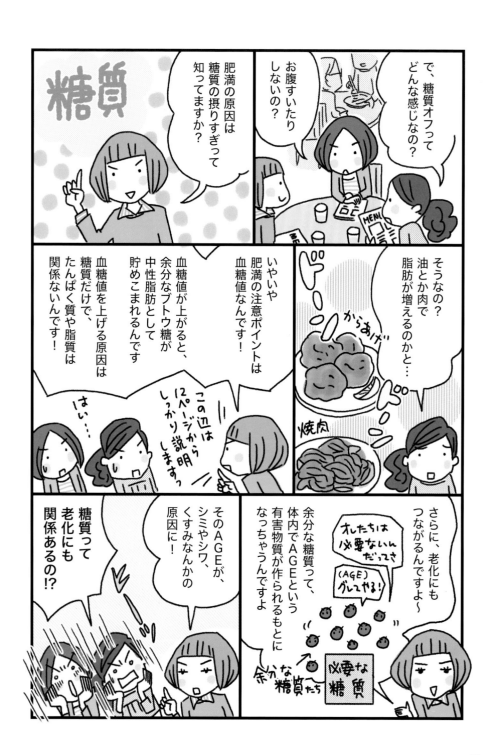

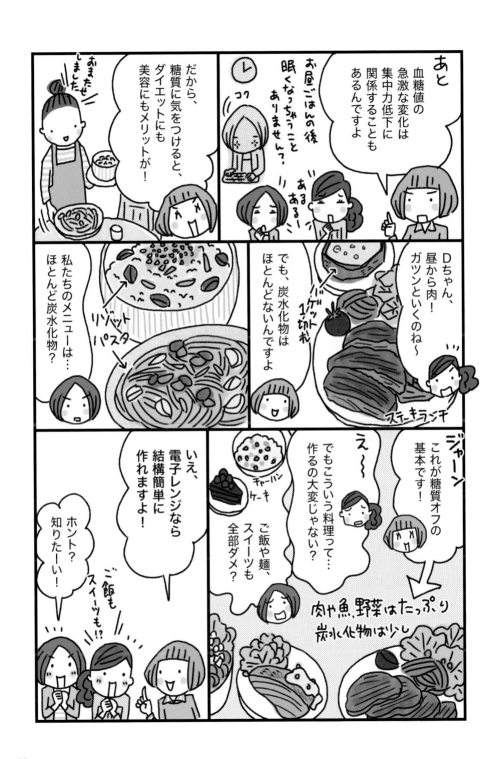

# そもそも「糖質」とは何ですか？

## 糖質は人間の生命活動に必要なエネルギー

　私たちの体に必要な三大栄養素として、糖質、脂質、たんぱく質があります。これらは、体内でエネルギー源となったり体の組織をつくったり、体の調子を整えるなどの働きをしていて、どれも生命維持活動に欠かせないもの。

　なかでも糖質は体内で分解されブドウ糖となり、主要なエネルギー源となる重要な栄養素です。栄養学では糖質と食物繊維をまとめて「炭水化物」と呼んでいますが、おもに主食となる米や小麦などの穀類、いも類の主成分です。砂糖や果物、菓子類など甘みの強いものや穀類を使った嗜好品などにも含まれています。

### ［三大栄養素］
生命活動に必要なエネルギー

- **脂 質** 体の仕組みを維持する
- **たんぱく質** 体をつくる
- **生命維持に必要な栄養素**
- **糖 質** 主要なエネルギー源となる

### ［糖質を多く含む食材］
ご飯やパン、パスタなどの主食となる穀類、いも類や果実、さらにスナック菓子やスイーツなどにも含まれています。

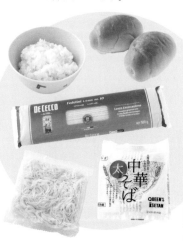

● 糖質とは…

炭水化物 － 食物繊維 ＝ 糖 質

# 「糖質オフ」が人気なのはどうして？

## 糖質のとりすぎは、肥満や老化の原因に

エネルギー源として必要な糖質ですが、主食以外にも多くの嗜好品に含まれており、現代の食生活では過剰になりがちです。

糖質は必要以上に摂取するとさまざまなトラブルのもとになります。その最たるものが肥満。

エネルギーとして消費しきれない糖質は、肝臓や筋肉などに取り込まれますが、さらに余ると脂肪細胞に蓄積されてしまうのです。

また、余分な糖質はたんぱく質と結びつき、たんぱく質を劣化させる「糖化」という現象も引き起こします。糖化は、体内で老化をはじめとするさまざまな害の原因に。このような理由で、近年「糖質オフ」が注目されているのです。

［糖質で太る仕組み］

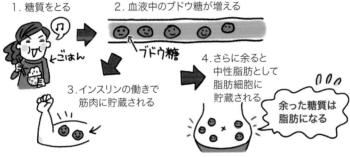

1. 糖質をとる
　ごはん
2. 血液中のブドウ糖が増える
　ブドウ糖
3. インスリンの働きで筋肉に貯蔵される
4. さらに余ると中性脂肪として脂肪細胞に貯蔵される
　余った糖質は脂肪になる

［糖質で老化する仕組み］

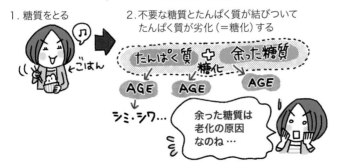

1. 糖質をとる
　ごはん
2. 不要な糖質とたんぱく質が結びついてたんぱく質が劣化（＝糖化）する
　たんぱく質 ＋ 余った糖質
　糖化
　AGE　AGE　AGE
　シミ・シワ…
　余った糖質は老化の原因なのね…

# 「糖質オフ」にはどんなメリットがありますか?

## 1 ダイエットに効果あり！健康的にやせられる

糖質をとらないと血液中にブドウ糖がない、つまりエネルギー源がない状態になります。するとまず肝臓や筋肉に取り込まれていた余分な糖質（グリコーゲン）が消費され、それがなくなると中性脂肪が燃焼します。中性脂肪を消費すると、体重が落ちます。かつては「脂質のとりすぎが肥満につながる」と思われていましたが、脂肪として体内にため込まれるのは、体内で余った糖質（ブドウ糖）なのです。

ここに着目した糖質オフダイエットは、「エネルギー源である糖質だけをカットする」という、理にかなった方法なのです。

[糖質オフでやせる仕組み]

1.糖質をとらない

血管

2.ブドウ糖が増えない

グリコーゲン

脂肪細胞

3.ブドウ糖のかわりに
まずはグリコーゲン、
次に中性脂肪が燃焼する

中性脂肪

オレたちが燃えるぜ!!

中性脂肪がエネルギーとして
消費されるとやせるの!

## ② 肌や体の老化防止にもつながる

余分な糖質はたんぱく質と結びつき、たんぱく質を劣化させる「糖化」を引き起こします。

さらに、糖化したたんぱく質からは「AGE（Advanced Glycation End Products・終末糖化産物）」と呼ばれる悪玉物質が大量に作られ、これが体内のさまざまなトラブルの引き金に。

AGEは、加齢によってなりやすい病気や体のトラブル、シミやしわ、くすみなどの肌老化の原因にもなると言われています。AGEをためないためには、その原因となる糖質のとりすぎを避けることが大切です。

[糖質オフで老化を防ぐイメージ]

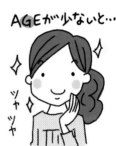

AGEが少ないと…

ツヤツヤ

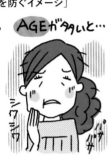

AGEが多いと…

シワシワ

## ③ 集中力持続やパフォーマンスUPにも

「仕事中眠くなる」「集中力が続かない」などの症状にも、糖質が関係している可能性が。空腹時、急激に血糖値が上昇するとドーパミンという脳内物質が分泌され、ハイな状態になります。しかし、血糖値が上がりすぎるとすい臓からインスリンが放出されて血糖値が急激に下降。イライラや集中力低下などの状態を招きます。

つまり、血糖値の急激な変動は精神状態を不安定にさせてしまうのです。それを控えれば精神的にも安定し、仕事や勉強のパフォーマンスアップにもつながります。

[血糖値とパフォーマンスの関係]

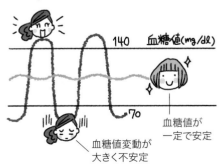

140  血糖値(mg/dl)

70

血糖値が一定で安定

血糖値変動が大きく不安定

# 「糖質オフ」基本の3つのルール

## 1 ご飯、パン、麺などの主食を控えめに

「糖質オフでやせたい！」と思ったら、まずはご飯やパンなどの炭水化物を控えること。どうしてもご飯や麺を食べたいときは、低糖質の食材を合わせたメニューがおすすめです。

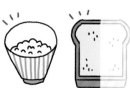

## 2 たんぱく質、野菜、きのこ類、油脂はしっかりとる

主食を控えるぶん、肉、魚、大豆製品などはたっぷりとります。野菜、きのこ類などは糖の吸収をゆるやかにする食物繊維を含んでいるので、食事の初めに食べると◎。マヨネーズや油、バターなどの油脂類も気にせず食べてOKです。

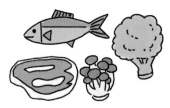

## 3 1日3食が基本、間食にも気を配る

空腹時に一気に食べると、血糖値の乱高下の原因に。それを避けるためにも1日3食を基本にして。間食もスナック菓子やジュースなど糖質が多いものは避け、ナッツやチーズなど糖質の少ないものを選びましょう。

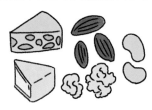

## スイーツや果物は
## 絶対に食べてはダメですか？

### 低糖質のものを選んで、朝食や午前中に食べるようにして

小麦粉や砂糖をふんだんに使ったスイーツは、和菓子、洋菓子ともに全般的に糖質多め。糖質オフ中は基本的に避けるのがベターですが、どうしても食べたいときは、本書で紹介しているような低糖質のデザート（P121〜）をどうぞ。果物も糖質が多めなので要注意。果物を食べたいときは、グレープフルーツやキウイフルーツ、ブルーベリー、いちごなど、比較的糖質が少ないものを選びましょう。スイーツやフルーツを食べるなら、糖質がエネルギーとして活用されるよう、朝〜午前中にとるのがおすすめです。

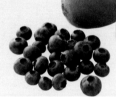

● おすすめ低糖質フルーツ

・グレープフルーツ…**4.5g**
・キウイフルーツ…**5.5g**
・ブルーベリー…**4.8g**　※50g中の糖質量です。

## 間食はどんなものを、
## どんなふうに食べればいい？

### ナッツやチーズなどを、こまめに食べて

お腹が減ったときに一度にたくさん食べるより、少しずつ何度も食べるほうが血糖値の急激な上昇を避けられます。ナッツ類やチーズ、サラダチキンなどを小腹が空いたときにちょこちょこ食べるのがおすすめ。チョコレートもカカオ含有量が70％以上のものはポリフェノールたっぷりで抗酸化作用も高く、糖質は少なめなので少量ならOKです。逆に避けたいのがスナック菓子や菓子パン、清涼飲料水やジュースなど。どれも糖質が多く、空腹時に食べると一気に血糖値が上がってしまいます。

● おすすめ間食

ナッツ類の糖質は0.4〜2.0g程度。（10g中）。
カカオ成分70％以上のチョコレートの糖質量※は1.0〜1.8g
程度（4〜5g中）。チーズ類は0.2〜0.3g（18g中）程度です。

※市販品より算出

これならOK！

# 糖質少なめの食材一覧

## 肉類

鶏肉、豚肉、牛肉、ひき肉など、どれも糖質量はほぼゼロ。ハムやベーコン、ソーセージなどの肉加工品も低糖質。身体をつくるたんぱく質が豊富なので、しっかりとりましょう。

- 鶏肉／0〜0.1g
- 豚肉／0.1〜0.3g
- 牛肉／0.1〜0.6g
- ハム／1.3g
- ウインナー／3.0g など
  （すべて100g中）

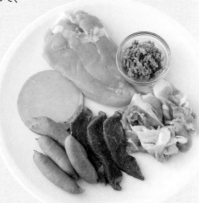

## 魚介類

白身魚や青魚、えび、いか、貝類などの魚介類は低糖質で、青魚には不飽和脂肪酸も豊富。いくら、たらこなどの魚卵、ツナ缶、スモークサーモンなどの加工品も低糖質なので、安心して使えます。

- 鮭（サーモン）／0.1g
- あじ／0.1g
- えび／0.3g
- いか／0.1g
- あさり（殻つき）／0.2g
- ツナ缶／0.1〜0.2g など
  （すべて100g中）

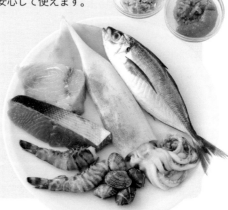

# 野菜・きのこ・海藻

青菜、もやし、ブロッコリー、きのこ類、海藻などは低糖質ですが、とうもろこしやかぼちゃ、にんじんなどは糖質がやや多めです。甘みが強い野菜は糖質が多めと覚えておきましょう。

- 小松菜／0.5g
- ブロッコリー／0.8g
- かぶ／3.4g
- なす／2.9g
- まいたけ／0.9g
- しめじ／1.3g など
  （すべて100g中）

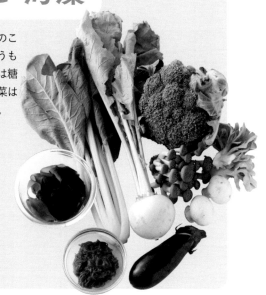

# 卵・大豆製品

卵やうずら卵、厚揚げ、油揚げ、豆腐、納豆、大豆の水煮などは、低糖質で良質なたんぱく質も豊富な食材。価格も手ごろで、糖質オフの強い味方です。

- 鶏卵／0.2g（50g中）
- 木綿豆腐／1.1g（100g中）
- 納豆／2.7g（50g中）
- 大豆水煮／0.9g（100g中）
- 高野豆腐／0.3g（17g中）
  　　　　　　　　　　　など

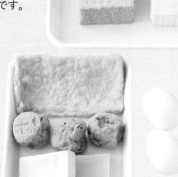

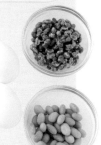

# 乳製品

バター、チーズ、生クリームなどは糖質が少ないので、料理の風味づけにもおすすめ。同じ乳製品でも牛乳は乳糖が含まれているので比較的糖質が多めです。加糖のヨーグルトやヨーグルトドリンクなどは糖質量がぐっと多くなるので要注意。

- **バター**／**微量**（大さじ1中）
- **クリームチーズ**／**0.3g**（15g中）
- **ピザ用チーズ**／**0.2g**（15g中）
  　　　　　　　　 など

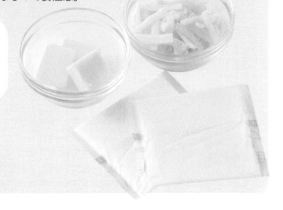

# 調味料

（すべて大さじ1中）

オリーブ油やごま油などの植物油、穀物酢、マヨネーズなどは、低糖質なので上手に使いましょう。みりんや砂糖など、甘みがあるものは糖質が多め。カレールウやトマトケチャップ、ウスターソースなども糖質多めなので使うときは注意して。

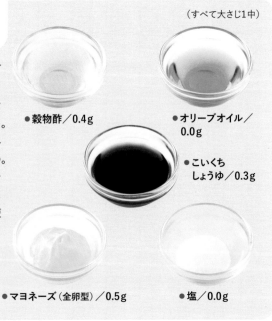

- **穀物酢**／**0.4g**
- **オリーブオイル**／**0.0g**
- **こいくちしょうゆ**／**0.3g**
- **マヨネーズ**（全卵型）／**0.5g**
- **塩**／**0.0g**

# ご飯・麺の糖質オフに役立つ食材

ご飯や麺を食べたいときに活用したいのが、カリフラワー、糸こんにゃく、えのきだけなどの低糖質食材。たんぱくな味わいでどんな料理にも合うので、ご飯や麺に混ぜ込めば、満足感があって低糖質な主食メニューが楽しめます。

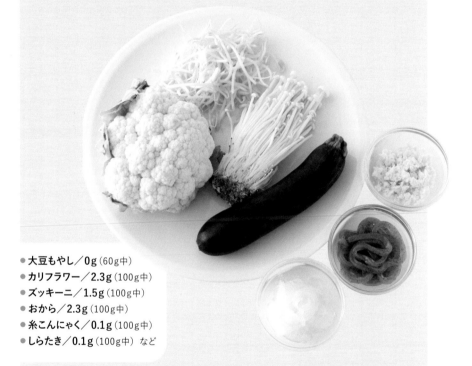

- 大豆もやし／**0g**（60g中）
- カリフラワー／**2.3g**（100g中）
- ズッキーニ／**1.5g**（100g中）
- おから／**2.3g**（100g中）
- 糸こんにゃく／**0.1g**（100g中）
- しらたき／**0.1g**（100g中）　など

## 糖質オフの麺＆パン

最近は糖質オフ食材もスーパーやネットで手軽に手に入るように。おからやこんにゃく、大豆などで作られた「糖質オフ麺」や「糖質オフパスタ」、小麦ふすまなどを材料にした「糖質オフパン」など、いろいろあるので、上手に活用してみましょう。

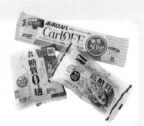

# 糖質オフ献立のイメージをつかもう

## 肉野菜たっぷりの主菜2品、主食控えめが基本

ご飯、麺、パンなどの主食を控えめにして、その代わり肉や魚、卵などのたんぱく質を使った主菜を2品にするのが、糖質オフの献立の基本的な考え方。エネルギー量が極端に減らないよう、たんぱく質をいつもより多めにとること、ミネラルやビタミン、食物繊維が不足しないように、野菜やきのこ、海藻などもしっかりとることを意識します。

糖質オフに初めて挑戦する場合は、1食あたりの糖質量を30〜33g程度を目安とするのがおすすめ。これは、朝食と昼食の主食を半分にして、夕食の主食を抜くイメージです。

本書では糖質オフを無理なく続けるためのレシピを多数ご紹介しています。主菜を2品作るハードルをぐっと下げる「電子レンジでできる作り置きとそのアレンジメニュー」や、1食の糖質量を20g程度に抑えた「糖質オフのご飯・麺」、ダイエット中でも食べられる「低糖質のデザート」など。どれも手軽にできるものばかりなので、自分や家族の健康のために、ぜひ気軽に挑戦してみてください。

## 糖質オフ初心者の実践イメージ

朝食と昼食は主食を半分、夕食は主食を抜きます。無理なくゆっくりやせる、糖質オフの初級コース。

[朝食] 主食：減
[昼食] 主食：減
[夕食] 主食：なし

1日の目標糖質量目安

● 男性：100g（1食あたり33g） ● 女性：90g（1食あたり30g）

# 糖質オフ・1日の献立例

## 朝食　糖質量：26.5g

- P122 豆乳プリン（糖4.4g）
- P116 キャベツとハムのコンソメスープ（糖2.5g）

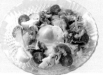

- P112 生ハムと温泉卵のパンサラダ（糖19.6g）

野菜たっぷりのパンサラダなら、糖質量も少ないうえに満足感もたっぷり。電子レンジでできるお手軽スープも朝食にぴったりです。スイーツや果物を食べたいときは、エネルギーとして消費されやすい朝がおすすめ。

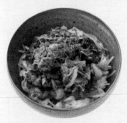
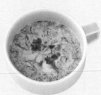

## 昼食　糖質量：26.6g

- P94 大豆もやしと牛肉のビビンバ（糖23.5g）
- P117 もずくの酸辣湯（糖3.1g）

手軽に済ませたいランチはワンプレートでOKな低糖質の麺や丼もので。満足感があるのに、低糖質食材たっぷりなので安心です。ビビンバはお弁当にもおすすめ！

- P82 パプリカのピクルス（糖2.1g）
- P116 BLTスープ（糖2.0g）
- P81 春菊のシーザーサラダ（糖1.1g）
- P41 牛肉ときのこのハッシュドビーフ（糖14.4g）
- P53 白身魚とあさりのチーズ焼き（糖2.8g）

## 夕食　糖質量：22.4g

主食はなしで主菜2品のイメージ。「白身魚とあさりのチーズ焼き」は、ストック食材を活用するのでお手軽。作り置きできるピクルスの副菜なども活用して、魚や肉、野菜をバランスよく組み合わせましょう。

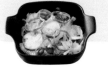
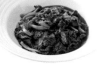

## Q どんな人でも
## やっていいものですか？

適正体重をオーバーしている方ならどんな方でも実践してOKですが、血糖降下剤を飲んでいる人、インスリン注射をしている人、腎機能が低下している人、妊娠している人には適しません。また持病がある人は医師に相談のうえ行ってください。

## Q 子どもの肥満対策にも
## いいでしょうか？

近年子どもの肥満が増えています。糖質過多になると中毒になり、肥満はもとより血糖値の乱高下によって注意力が散漫になり、イライラしたりキレやすくなります。そうならないよう、周囲の大人は植物性食品（野菜、海藻、豆類、きのこ類）がおいしいと感じる食育をすることが大切だと思います。

## Q 「糖質がないと
## 脳の働きが悪くなる」
## と言われていますが？

「脳はブドウ糖がないと働かない」といわれていますが、そんなことはありません。ブドウ糖がなくなると肝臓や筋肉にため込まれたグリコーゲンから、必要なブドウ糖を作り出し、グリコーゲンがなくなると脂肪を分解します。その際にケトン体という物質ができ、ケトン体も脳のエネルギーになります。

## Q 糖質オフ中は便秘がちになると
## 聞きますが、どうすれば？

ご飯やパンなどの炭水化物にも食物繊維が含まれていますが、それを減らしてたんぱく質の摂取を増やすので、便秘になりやすい場合も。野菜やきのこ、海藻類を意識的にたくさんとるようにして、お茶や水など、無糖タイプの飲料を1日に2リットル以上飲むようにしましょう。

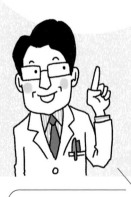

## 間食にも気を配り、健康的な食生活を！

本書で紹介しているような低糖質のメニューを食べていれば、無理なく糖質オフができると思いますが、間食でドカ食いしてしまったら台無しです。糖質過多の原因は手軽に食べられるスナック菓子や菓子パン、甘みの強い飲料などによるところも大です。食事以外の糖質にも十分気をつけてくださいね。

# PART 1

# 肉のおかず

毎日のメインおかずに大活躍の「肉」。
たんぱく質などの栄養も豊富で、
糖質オフには欠かせない食材です。
ふだんのおかずに加え、
「ストック食材」とそのアレンジレシピもご紹介！
「ストック食材」があると、
主菜を2品作るときにとっても便利。
ぜひ活用してみてください。

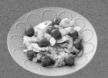  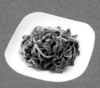 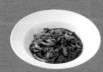

# 鶏肉

たんぱく質の代謝を促すビタミンB6も含まれています。皮をとればカロリーもダウン！

糖質
2.2
g

肉のストック食材 ①

蒸し鶏をストックしておけば、いろいろな
糖質オフメニューへのアレンジも手軽にできます。
初めての方はまずはこれから試してみて！

# レンジ蒸し鶏

材料（4人分）

鶏むね肉 ……………… 大2枚（約600g）

ねぎ（青い部分）………………… 1本分

しょうがの薄切り ………… 4〜5枚

塩 ……………………………… 小さじ1

酒 ……………………………… 大さじ4

［薬味だれ（混ぜておく）］

三つ葉

……… 1束（50g）（5mm幅のざく切り）

にら ………… 4本（5mm幅の小口切り）

しょうゆ ………………………… 大さじ3

作り方

**1** 鶏肉は真ん中に切り込みを入れて開き、
包丁を寝かせて左右に切り込みを入れ
てさらに開き、**厚みを均一にする。**

**2** **1**に塩をもみこみ耐熱皿にのせ、ねぎ、
しょうがの薄切りをのせ、酒をふる。
ふんわりラップをして電子レンジで6
分加熱する。**余熱で10分ほど蒸らす。**

**3** 鶏肉を食べやすく切って器に盛り、薬
味だれをかける。

● 1人分 234kcal

半量で作るときは
鶏むね肉1枚でレンジ加熱す
る場合、加熱時間は4分。

保存期間

冷蔵庫で3日程度
蒸し汁としょうがの薄切りも一
緒、薬味だれはかけずに保存。

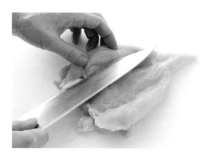

肉の厚みを均一にすることで、むらなく全体
が加熱される。

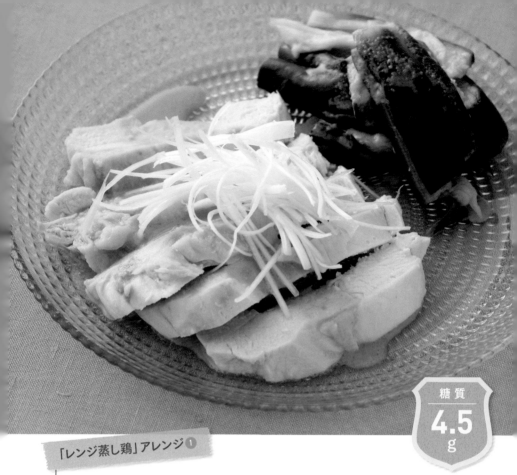

「レンジ蒸し鶏」アレンジ ①

レンジなら蒸しなすも簡単！ ねりごまとポン酢しょうゆでさっぱりと。

# 蒸し鶏となすのごまだれ

材料（2人分）

レンジ蒸し鶏（P27）
　　…… 鶏むね肉1枚分（食べやすく切る）
なす ……………………………………… 2本
ねぎ … 10cm（5cm長さの白髪ねぎにする）
［ごまだれ（混ぜておく）］
レンジ蒸し鶏の蒸し汁 ……… 大さじ2
白練りごま ………………………… 大さじ1
ポン酢しょうゆ …………………… 大さじ1

作り方

**1** なすはへたを切り落とし、**縦に数本浅く切れ目を入れる**。1本ずつラップをぴったりと巻いて、電子レンジで3分加熱して、余熱で10分ほど蒸らす。粗熱が取れたら食べやすく割き、長さを半分に切る。

**2** 蒸し鶏となすを盛り合わせ、ごまだれをかけて白髪ねぎをのせる。

● 1人分 299kcal

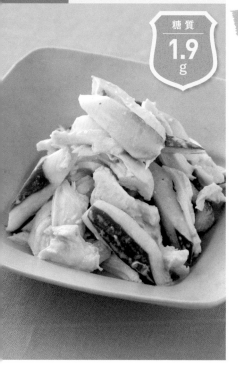

糖質
**1.9**
g

「レンジ蒸し鶏」アレンジ **2**

こくのあるマヨネーズと豆板醤の辛みで、
ヘルシーなのに満足感のあるおいしさです。

# 蒸し鶏ときゅうりの
# ピリ辛マヨあえ

材料（2人分）と作り方

レンジ蒸し鶏（P27）
................... 鶏むね肉1枚分（食べやすく割く）
きゅうり ................................................ 1本
塩 ...................................................... 少々
[ピリ辛マヨだれ（混ぜておく）]
レンジ蒸し鶏の蒸し汁 ..................... 大さじ1
マヨネーズ .................................... 大さじ1
豆板醤 ....................................... 小さじ¼
しょうゆ ........................................... 少々

**1**　きゅうりは塩をふって板ずりする。皮を縞目
　　にむいて縦半分に切り、細長い乱切りにする。
　　蒸し鶏、きゅうりを合わせ、ピリ辛マヨだれ
　　であえる。
　　● 1人分 268kcal

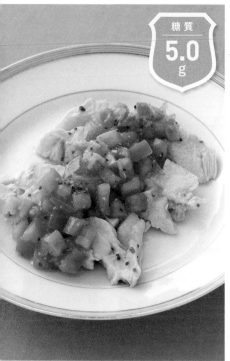

糖質
**5.0**
g

「レンジ蒸し鶏」アレンジ **3**

トマトと粒マスタードで洋風仕立てに。
切ってあえるだけなのでお手軽です！

# 蒸し鶏のトマトソース
# 粒マスタード風味

材料（2人分）と作り方

レンジ蒸し鶏（P27）
.................... 鶏むね肉1枚分（そぎ切りにする）
[トマトソース（混ぜておく）]
トマト ..................... 1個（さいの目に切る）
レンジ蒸し鶏の蒸し汁 ..................... 大さじ1
エキストラバージンオリーブオイル ......... 大さじ1
粒マスタード ................................ 小さじ2

**1**　器に蒸し鶏を盛り、トマトソースをかける。
　　● 1人分 304kcal

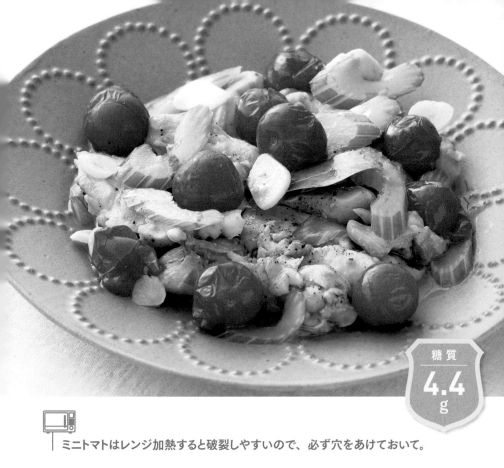

ミニトマトはレンジ加熱すると破裂しやすいので、必ず穴をあけておいて。

# 鶏肉とセロリのワイン蒸し

材料（2人分）

| | | |
|---|---|---|
| 鶏もも肉 | 小1枚（約200g） | |
| セロリ | ½本（斜め薄切り） | |
| ミニトマト | 10個 | |
| にんにくの薄切り | 1かけ分 | |
| 白ワイン | 大さじ3 | |
| オリーブ油 | 小さじ2 | |
| 塩、こしょう | 各少々 | |
| ローリエ | 1枚 | |

作り方

1 鶏肉はひと口大のそぎ切りにして、塩、こしょうをふってなじませる。ミニトマトはへたを取り、楊枝などでところどころ穴をあけておく。

2 耐熱皿にセロリを広げ、その上に鶏肉をまんべんなくのせ、ミニトマトとにんにくの薄切り、ローリエをのせて白ワイン、オリーブ油をかける。ふんわりとラップをして電子レンジで4分加熱する。余熱で3分ほど蒸らし、全体を混ぜる。

● 1人分 264kcal

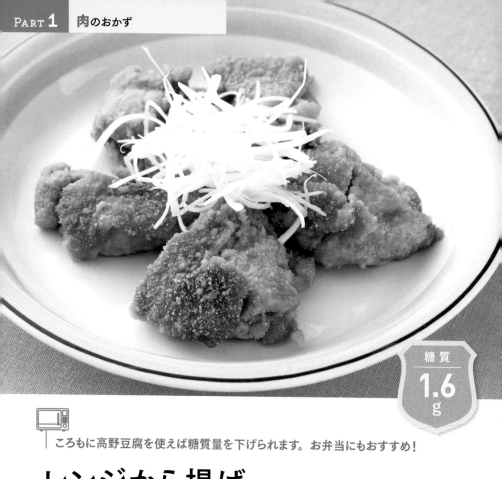

糖質
**1.6**
g

ころもに高野豆腐を使えば糖質量を下げられます。お弁当にもおすすめ！

# レンジから揚げ

材料（2人分）

| | |
|---|---|
| 鶏もも肉 | 小1枚（約200g）<br>（4〜5cmくらいに切る） |
| ねぎ | 10cm<br>（5cm長さの白髪ねぎにする） |
| 高野豆腐 | 1個（すりおろす） |
| 油 | 大さじ1 |

A
- しょうゆ ……… 大さじ1
- 酒 ……… 大さじ½
- しょうがのしぼり汁 …… 小さじ1
- おろしにんにく ……… 少々

作り方

**1** Aをポリ袋に入れて混ぜ、鶏肉も入れてもみこみ10分ほどおく。高野豆腐のすりおろしも加え、全体にまぶす。

**2** 耐熱皿に**オーブン用シート**をしいて鶏肉を並べ、油をまわしかける。**ラップなし**で電子レンジで7分加熱する。器に盛り、白髪ねぎをのせる。

● 1人分 316kcal

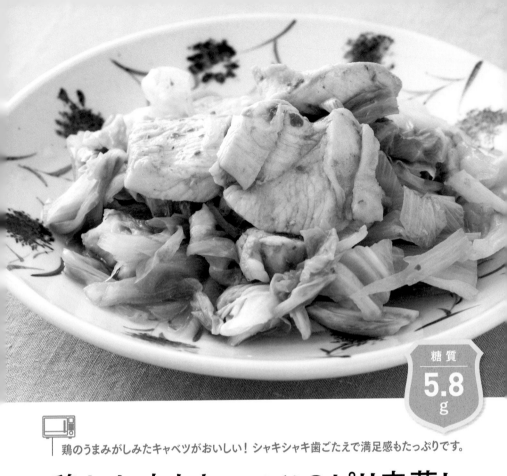

鶏のうまみがしみたキャベツがおいしい！ シャキシャキ歯ごたえで満足感もたっぷりです。

# 鶏むね肉とキャベツのピリ辛蒸し

材料（2人分）

| | |
|---|---|
| 鶏むね肉 | 小1枚（約200g） |
| キャベツ | 大2枚（200g）（ざく切り） |
| ねぎ | ½本（斜め薄切り） |

A
しょうゆ ……………… 小さじ2
酒 …………………………… 大さじ1
豆板醤 ……………… 小さじ¼
ごま油 ……………… 小さじ1

作り方

1 鶏肉は**ひと口大のそぎ切り**にして、**A**をもみこむ。

2 耐熱皿にキャベツ、ねぎを広げてのせ、その上に鶏肉を**まんべんなく広げてのせる**。ふんわりとラップをして電子レンジで4分加熱する。全体を混ぜ、再びふんわりラップをして2分加熱する。

● 1人分 201kcal

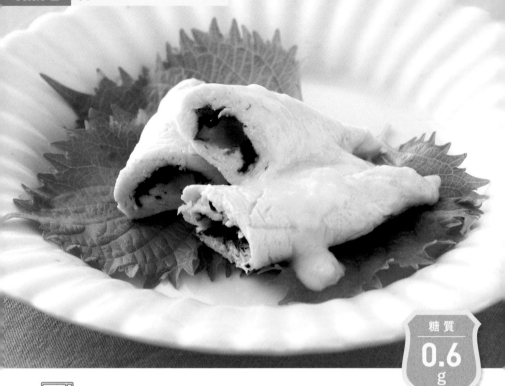

とろとろのチーズが淡白なささみによく合います。どちらも低糖質なうれしい組み合わせ。

# ささみのチーズロール

材料（2人分）

ささみ ‥‥‥‥‥‥‥‥‥‥ 3本

のり ‥‥ 全形1枚（縦3等分に）

スライスチーズ ‥‥‥‥‥ 3枚
（1枚を細長く4〜5等分に）

青じそ ‥‥‥‥‥‥‥‥‥‥ 6枚

塩、こしょう ‥‥‥‥‥ 各少々

作り方

**1** ささみは筋を取り、縦に厚みの半分くらいまで切れ目を入れて開く。包丁を寝かせて左右の身に切れ目を入れて開き、観音開きにする。**ラップをかけてめん棒などで叩いて薄く伸ばす。**

**2** ラップごとひっくり返し、ささみに塩、こしょうをふり、のり、スライスチーズを等分にのせる。ささみを縦長に巻き、ラップでぴっちり包む。3本とも耐熱皿にのせ電子レンジで2分加熱する。

**3** 食べやすく切って器に盛り、青じそを添える。

● 1人分 177kcal

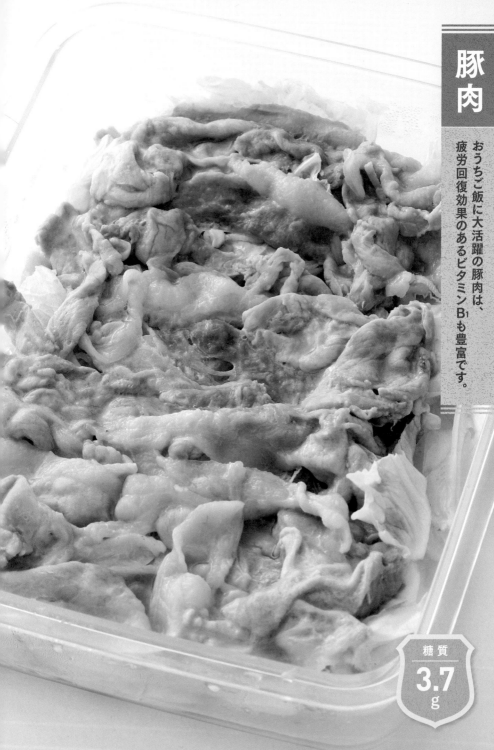

糖質
**3.7**
g

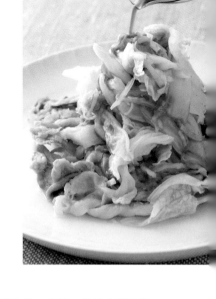

肉のストック食材 2

くせのない味わいの豚肉と白菜は、調味料や
具材を少し変えればいろいろアレンジできます。
糖質も少ないのでたっぷり食べても安心！

# 豚肉と白菜の レンジ蒸し

材料（4人分）

豚こま切れ肉 ……………………… 300g
白菜 ………………… 大3枚 (300g)
しょうがのせん切り ……… 1かけ分
酒 …………………………… 大さじ3
ポン酢しょうゆ ……………… 大さじ3
塩 …………………………… 小さじ⅓

作り方

1 白菜は**葉と芯に分け、芯はそぎ切り、
葉はざく切り**にする。

2 耐熱皿に白菜を広げ、その上に**しょう
が、豚肉もまんべんなく広げてのせ**、
塩を全体にふって酒をふる。

3 ふんわりラップをして電子レンジで3
分加熱する。全体を混ぜ、再びふんわ
りラップをして2分加熱する。

4 器に盛り、ポン酢しょうゆをかけてい
ただく。

● 1人分 218kcal

半量で作るときは
加熱時間は、4人分と同様。

保存期間

冷蔵庫で3日程度
ポン酢しょうゆはかけずに保
存する。

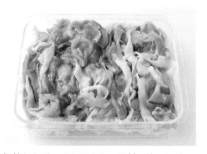

加熱むらがなくなるよう、具材は均一に並べ
るのがコツ。

厚揚げをプラスしてボリュームアップ！
食べごたえも充分。

# 豚肉と厚揚げの
# チャンプルー

材料（2人分）と作り方

| | |
|---|---|
| 豚肉と白菜のレンジ蒸し（P35） | 1人分 |
| 厚揚げ | 1丁（半分に切って7mm厚さに切る） |
| しょうゆ | 小さじ2 |
| 植物油 | 大さじ1 |
| 花ガツオ | 適量 |

1　耐熱皿に豚肉と白菜のレンジ蒸し、しょうゆ
　　をからめた厚揚げ、油を加えてまぜ、ふんわ
　　りラップをして電子レンジで3分加熱する。
2　全体を混ぜ、花ガツオをのせる。

●1人分 351kcal

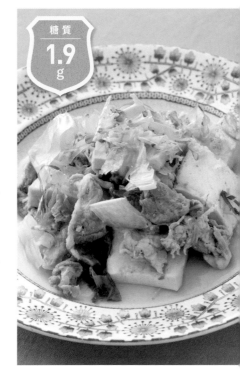

糖質
1.9
g

玉ねぎとしょうがをすりおろしたたれが、
豚肉と相性抜群。

# 白菜と豚肉の玉ねぎだれ

材料（2人分）と作り方

| | |
|---|---|
| 豚肉と白菜のレンジ蒸し（P35） | 2人分 |
| ［おろし玉ねぎだれ］ | |
| すりおろした玉ねぎ | ¼個分 |
| しょうが | 1かけ（すりおろす） |
| だし汁 | ¼カップ |
| しょうゆ | 大さじ1 |

1　豚肉と白菜のレンジ蒸しをレンジで温め直す。
2　おろし玉ねぎだれの材料を耐熱ボウルに入れ、
　　空気を逃す部分を開けてラップをして電子レ
　　ンジで2分加熱し、1にかける。

●1人分 299kcal

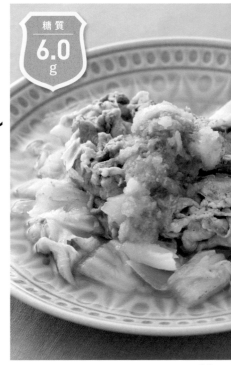

糖質
6.0
g

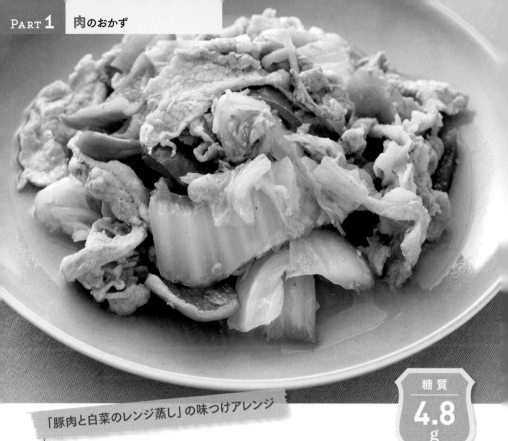

糖質
**4.8**
g

「豚肉と白菜のレンジ蒸し」の味つけアレンジ

豚肉と白菜をみそやごま油でレンチンすれば、中華風のおかずに。

# ホイコーロー風

材料（2人分）

豚こま切れ肉 ……………………… 200g

白菜 …………………………… 大2枚（200g）
　　　　（芯はそぎ切り、葉はざく切り）

ピーマン ………………………… 2個（乱切り）

しょうがのせん切り ……… 1かけ分

A ┌ ごま油 ………………………… 小さじ2
　│ 酒 …………………………………… 大さじ1
　│ みそ ………………………………… 小さじ2
　│ しょうゆ ……………………… 小さじ1
　└ 豆板醤 ……………………… 小さじ⅓

作り方

**1** 耐熱皿に白菜とピーマンを広げての
せ、その上に豚肉、しょうがもまん
べんなく広げる。よく混ぜたAをま
わしかける。

**2** ふんわりラップをして、電子レンジ
で4分加熱。全体を混ぜ、再びふん
わりラップをして2分加熱する。ご
ま油を加えて混ぜる。

● 1人分 337kcal

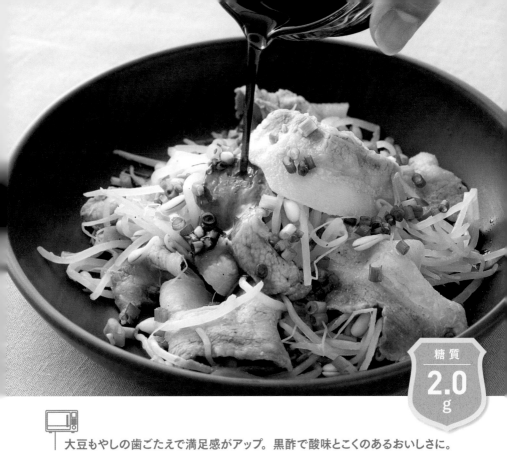

大豆もやしの歯ごたえで満足感がアップ。黒酢で酸味とこくのあるおいしさに。

# 豚バラと大豆もやしのレンジ蒸し

材料（2人分）

| | |
|---|---|
| 豚バラ肉 | 150ｇ（食べやすく切る） |
| 大豆もやし | ¾袋（150ｇ） |
| 万能ねぎ | 2本（小口切り） |
| 酒 | 大さじ1 |
| 塩 | 小さじ¼ |
| 粗びき黒こしょう | 適宜 |

［**黒酢だれ**（混ぜておく）］

| | |
|---|---|
| 黒酢 | 大さじ1 |
| しょうゆ | 大さじ1 |

作り方

**1** 耐熱皿に**大豆もやし、豚バラ肉を混ぜて入れ**、酒、塩、粗びき黒こしょうをふる。ふんわりラップをして電子レンジで4分加熱する。全体を混ぜ、再びラップをして2分加熱する。

**2** 器に盛り、万能ねぎをちらし、黒酢だれをかける。

● 1人分 337kcal

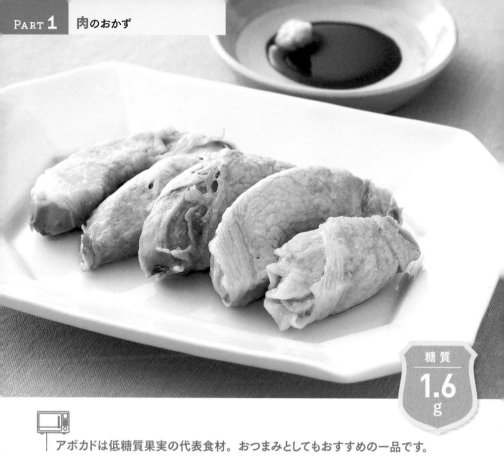

糖質
**1.6**
g

アボカドは低糖質果実の代表食材。おつまみとしてもおすすめの一品です。

# アボカドの豚肉巻き

材料（2人分）

| | |
|---|---|
| 豚もも薄切り肉（しゃぶしゃぶ用） | |
| ……………………………………… | 120g |
| アボカド ……………………………… | 1個 |
| 塩 …………………………………… | 少々 |
| しょうゆ ……………………………… | 小さじ2 |
| わさび ………………………………… | 適宜 |

作り方

1. アボカドは縦半分に切る。種を取って皮をむき、横に幅1cmに切る。豚肉を広げて塩をふり、アボカドをのせて巻く。

2. 耐熱皿に**1**を**巻き終わりを下にして並べ**、ふんわりラップをして電子レンジで4分加熱する。

3. 器に盛り、しょうゆとわさびをつけていただく。

● 1人分 248kcal

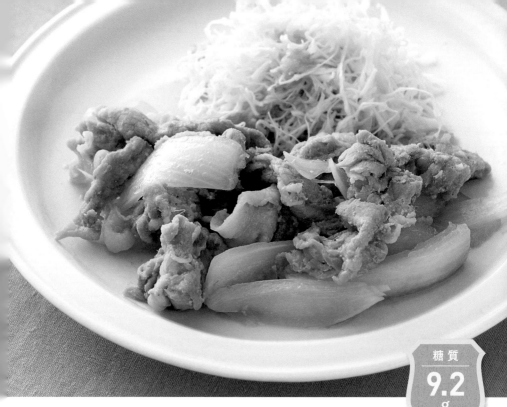

レンチンでふんわり柔らかいしょうが焼き。キャベツを汁にからめてどうぞ。

糖質 9.2 g

# 豚肉のしょうが焼き

## 材料（2人分）

豚こま切れ肉 ……………………… 150g
玉ねぎ ……………… ½個（くし形に切る）
キャベツ …… 大1枚（100g）（せん切り）

A
┌ しょうがのすりおろし …… 1かけ分
│ しょうゆ ………………………… 大さじ1
│ 酒 ………………………………… 小さじ2
└ みりん …………………………… 小さじ2

## 作り方

**1** 豚肉に**A**をもみこんで5分ほどおく。

**2** 耐熱ボウルに**1**、玉ねぎを入れて全体を混ぜ、ふんわりラップをして電子レンジで3分加熱する。全体を混ぜ、再びふんわりラップをして2〜3分加熱して肉に火を通す。

**3** 皿にキャベツと**2**を汁ごと盛り合わせる。

● 1人分 243kcal

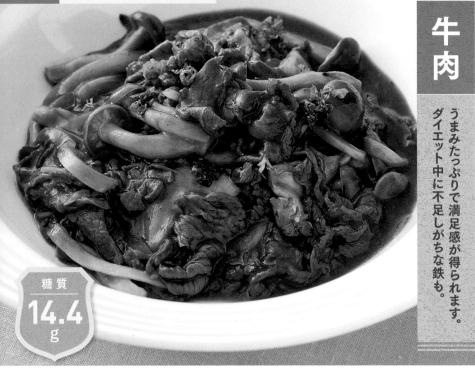

牛肉

うまみたっぷりで満足感が得られます。
ダイエット中に不足しがちな鉄も。

超低糖質のきのこをたっぷりと。人気のメニューも電子レンジならあっという間です！

# 牛肉ときのこのハッシュドビーフ

## 材料（2人分）

牛こま切れ肉 ……………………… 150g
しめじ ……………… 小1パック（ほぐす）
玉ねぎ ……………… ¼個（薄切り）
パセリのみじん切り ……………… 少々
塩、こしょう ……………… 各少々
小麦粉 ……………… 適量
┌ デミグラスソース ……… ½カップ
A　ケチャップ ……………… 大さじ2
└ ウスターソース ……………… 大さじ2

## 作り方

**1** 牛肉は塩、こしょうをふってなじませ、小麦粉を薄くまぶす。

**2** 耐熱ボウルにしめじ、玉ねぎを入れ、その上に**1**をまんべんなく広げる。ふんわりラップをして電子レンジで3分加熱する。**全体を混ぜ、混ぜ合わせたAを加え、ラップなしで3分**加熱する。全体を混ぜて器に盛り、パセリをふる。

● 1人分 326kcal

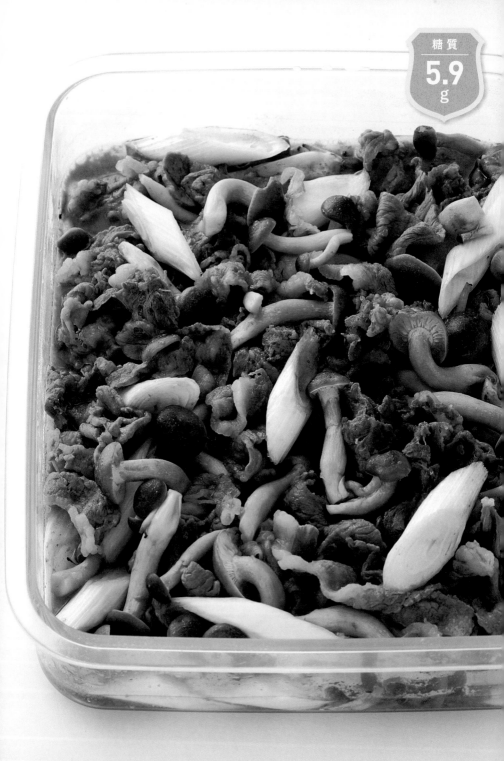

きのこは低糖質で食物繊維も多いので、積極的に食べたい食材。
そのままでもおいしく、いろいろな料理に展開もできるので、
ストックしておくと忙しい日に助かります。

# 牛肉ときのこの
# レンジ蒸し

## 材料（4人分）

| | |
|---|---|
| 牛もも薄切り肉 | 300g |
| しめじ | 大1パック |
| ねぎ | 1本 |
| ┌ しょうゆ | 大さじ1½ |
| A みりん | 大さじ1½ |
| └ 酒 | 大さじ1½ |

## 作り方

**1** 牛肉は食べやすく切る。しめじは石づきを切り、ほぐす。ねぎは根元を切り、斜め1.5cm幅に切る。

**2** 耐熱皿に**牛肉、しめじ、ねぎを混ぜて**入れる。混ぜ合わせた**A**をまわしかけてふんわりラップをして、電子レンジで4分加熱する。全体を混ぜ、再びふんわりラップをして2分加熱し、混ぜる。

● 1人分 270kcal

保存期間

冷蔵庫で3日程度

半量で作るときは

1度めの電子レンジ加熱を3分、2度めを2分にする。

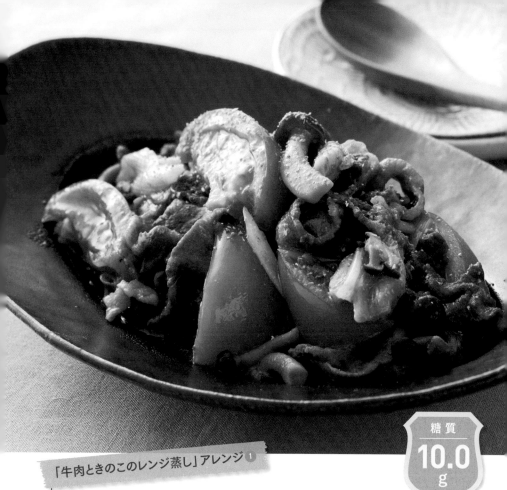

「牛肉ときのこのレンジ蒸し」アレンジ❶

｜ オイスターソースで中華風に。トマトの酸味でさっぱりいただけます。

# 牛肉ときのこのトマト炒め

材料（2人分）

牛肉ときのこのレンジ蒸し（P43）
............................................ 2人分
トマト ............ 1個（くし形に切る）
オイスターソース ............ 小さじ1
植物油 ............................ 大さじ½
粉山椒 ............................ 少々

作り方

**1** フライパンに油を入れて中火で熱し、トマトを炒める。**トマトが少しくずれてきたら、**牛肉ときのこのレンジ蒸しを加え、さっと炒め、オイスターソースをまわし入れる。器に盛り粉山椒をふる。

● 1人分 319kcal

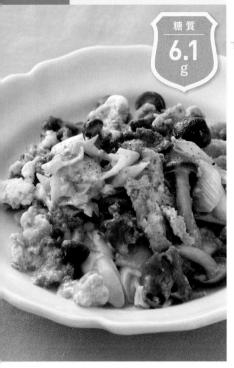

糖質
6.1
g

「牛肉ときのこのレンジ蒸し」アレンジ ②

低糖質で高たんぱくな卵は、糖質オフでも
大活躍。ふんわり半熟状に仕上げます。

# 牛肉ときのこの卵とじ

材料（2人分）と作り方

牛肉ときのこのレンジ蒸し（P43）・・・・・・・・・・・ 2人分
卵 ・・・・・・・・・・・・・・・・・・・・・・・・・・・・・・・・・・・・・・・・・・・・・・・・・・・・・・・・ 2個
塩 ・・・・・・・・・・・・・・・・・・・・・・・・・・・・・・・・・・・・・・・・・・・・・・・・・・・ 小さじ¼
七味唐辛子 ・・・・・・・・・・・・・・・・・・・・・・・・・・・・・・・・・・・・・・・・・・ 少々

1　卵を割りほぐし、塩を加えて混ぜる。耐熱皿
　　に牛肉ときのこのレンジ蒸しを入れ、卵をま
　　わし入れる。ふんわりラップをして電子レン
　　ジで2分程度、卵が半熟状になるまで加熱す
　　る。器に盛り、七味唐辛子をふる。

　　● 1人分 346kcal

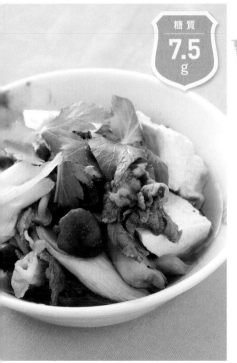

糖質
7.5
g

「牛肉ときのこのレンジ蒸し」アレンジ ③

加熱してあるので、軽く温める程度でOK。
忙しいときにもうれしい時短肉豆腐。

# 肉豆腐

材料（2人分）と作り方

牛肉ときのこのレンジ蒸し（P43）・・・・・・・・・・・ 2人分
木綿豆腐 ・・・・・・・・・ 小1丁（約200g）（水切りしておく）
だし汁 ・・・・・・・・・・・・・・・・・・・・・・・・・・・・・・・・・・・・・・・・・・・・・・ ¾カップ
しょうゆ ・・・・・・・・・・・・・・・・・・・・・・・・・・・・・・・・・・・・・・・・・・・・ 小さじ1
三つ葉 ・・・・・・・・・・・・・・・・・・・・・・・・・・・・・・・・・・・・・・・・・・・・・・・・ 少々

1　鍋にだし汁、しょうゆを入れて温める。牛肉
　　ときのこのレンジ蒸しを加え、煮立ったら豆
　　腐をくずしながら加えて少し煮る。器に盛り、
　　三つ葉をあしらう。

　　● 1人分 354kcal

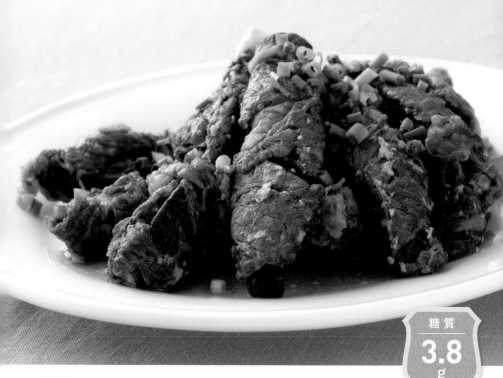

塩麹でうまみアップ！しゃぶしゃぶ用の薄い肉だときれいに巻けます。

# なすの牛肉巻き塩麹仕立て

材料（2人分）

牛薄切り肉（しゃぶしゃぶ用） ……… 150g
なす ……………………………………… 2本
万能ねぎ ………………………… 1本（小口切り）
┌ 塩麹 ……………………………… 小さじ2
A しょうゆ ………………………… 小さじ1
└ ごま油 …………………………… 小さじ1

作り方

1 なすはへたを切り、縦に4等分に切ってAをからめる。牛肉でなすを巻く。

2 **1**を**巻き終わりを下にして**耐熱皿に入れ、ふんわりラップをして電子レンジで3分加熱する。ひっくり返して、再びふんわりラップをして1分加熱する。器に盛り万能ねぎをちらす。

● 1人分 282kcal

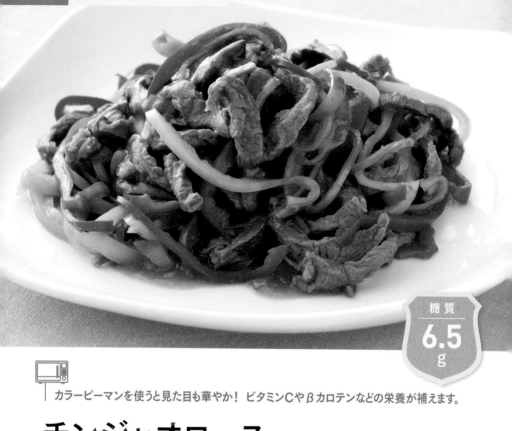

糖質
**6.5**
g

カラーピーマンを使うと見た目も華やか！ ビタミンCやβカロテンなどの栄養が補えます。

# チンジャオロースー

材料（2人分）

牛もも肉（焼き肉用）……… 150g（細切り）
カラーピーマン（赤・黄・緑）… 各1個
しいたけ …………………… 2枚（薄切り）

A
┌ しょうゆ ………………… 大さじ½
│ 酒 ……………………… 大さじ½
└ 片栗粉 …………………… 大さじ½

B
┌ オイスターソース ……… 小さじ2
│ 酒 ……………………… 大さじ1
│ しょうゆ ………………… 小さじ1
└ おろしにんにく ………………… 少々

作り方

**1** カラーピーマンは縦半分に切り、へた
と種を除いて、縦に細切りにする。牛
肉に**A**をもみこみ、5分くらいおく。

**2** 耐熱ボウルに**牛肉、ピーマン、しい
たけを入れて混ぜる。**混ぜ合わせた
**B**を加えて全体を混ぜる。ふんわり
とラップをして電子レンジで3分加
熱する。全体を混ぜ、再びふんわり
ラップをして、肉に火が通るまで2
分くらい加熱する。

●1人分 191kcal

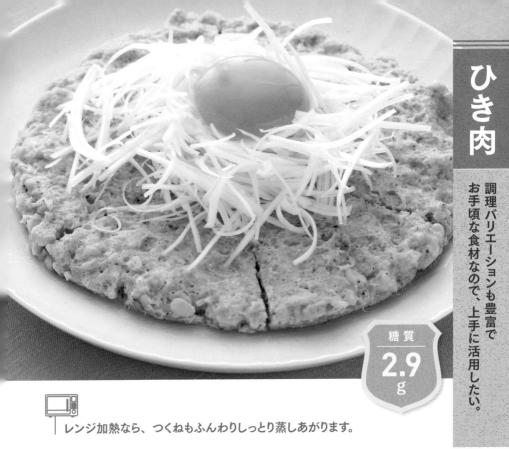

糖質
**2.9**
g

レンジ加熱なら、つくねもふんわりしっとり蒸しあがります。

# 鶏ひき肉のレンジつくね

材料（2人分）

| | |
|---|---|
| 鶏ひき肉 | 150g |
| ねぎ | ½本 |
| えのきだけ | 小½パック（みじん切り） |
| 卵 | 1個（卵白と卵黄に分ける） |
| しょうがのしぼり汁 | 小さじ1 |
| しょうゆ | 小さじ2 |
| 塩、こしょう | 各少々 |

作り方

1 ねぎを半量はみじん切り、半量を白
　髪ねぎにする。鶏ひき肉、みじん切
　りのねぎ、えのきだけ、卵白、しょ
　うがのしぼり汁、しょうゆ、塩、こ
　しょうをよく混ぜる。

2 1を耐熱皿に丸く広げ、ふんわり
　ラップをして電子レンジで4分加熱
　する。

3 食べやすく切って器に盛り、白髪ね
　ぎを盛り、卵黄をのせる。

● 1人分 196kcal

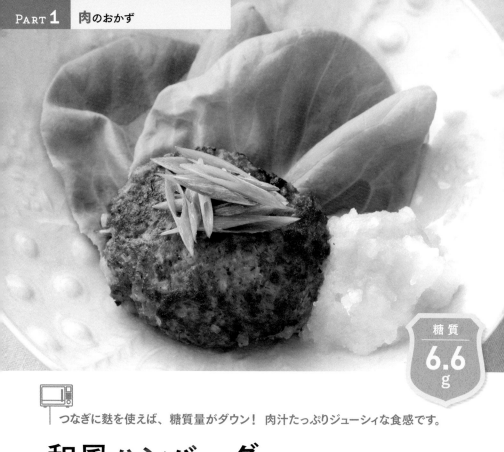

糖質<br>**6.6**<br>g

つなぎに麩を使えば、糖質量がダウン！ 肉汁たっぷりジューシィな食感です。

# 和風ハンバーグ

材料（2人分）

合いびき肉 ……………… 150g
玉ねぎ ………… ¼個（みじん切り）
小町麩 ………… 4個（すりおろす）
大根 ………………… 約8cm
　　　　（すりおろして水気をきる）
万能ねぎ ……… 1本（斜めに切る）
サラダ菜 ………………… 4枚
植物油 ………………… 小さじ2
ポン酢しょうゆ ……… 大さじ1
塩 …………………… 小さじ¼
こしょう ………………… 少々

作り方

**1** 玉ねぎは耐熱ボウルに入れ、ふんわりラップをして、電子レンジで1分加熱する。合いびき肉、玉ねぎ、麩、塩、こしょうをよく混ぜ、2等分して小判型に成型する。

**2** フライパンに油を熱し、**1**の**両面を香ばしく焼く**。耐熱皿に移してふんわりラップをして電子レンジで2分加熱して、肉の中まで火を通す。

**3** 器にサラダ菜をしき、**2**を盛り、大根おろし、万能ねぎを添え、ポン酢しょうゆでいただく。

● 1人分 263kcal

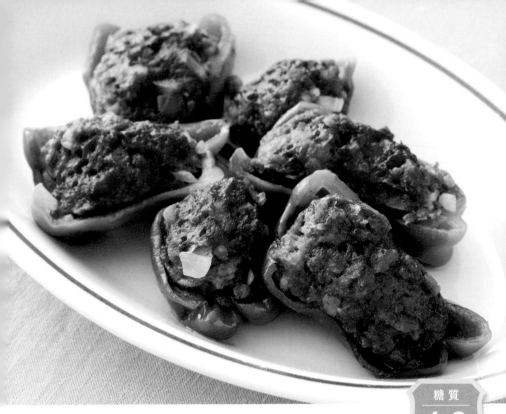

糖質
**6.2**
g

しっかり味で冷めてもおいしく、お弁当のおかずにもぴったりです。

# ピーマンの肉詰め

材料（2人分）

| | |
|---|---|
| ピーマン | 3個 |
| （縦半分に切って、へたと種を取る） | |
| 合いびき肉 | 150g |
| 玉ねぎ | ⅙個（みじん切り） |
| 小町麩 | 4個（すりおろす） |
| 塩 | 小さじ¼ |
| こしょう | 少々 |
| ［**ソース**（混ぜておく）］ | |
| ケチャップ | 小さじ2 |
| 中濃ソース | 小さじ2 |

作り方

**1** 合いびき肉、玉ねぎ、麩、塩、こしょうをよく混ぜ、ピーマンにつめる。

**2** 耐熱皿に**1**を並べ、ふんわりラップをして電子レンジで4分加熱する。ソースをぬって**オーブンシートをのせ（ソースの飛びはね防止）**さらに3分加熱する。

● 1人分 219kcal

# PART **2**

# **魚介**のおかず

白身魚や青魚、えび、いか、貝類など、
どれも低糖質で不飽和脂肪酸などの栄養も豊富。
「健康のためにもっと食べたいけれど、
魚料理は難しそう…」と思っている方もいるかもしれませんが、
電子レンジならお手軽です！
和風、洋風、中華など、毎日食べたくなる
魚介おかずをご紹介します。

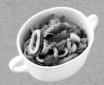

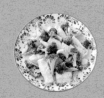

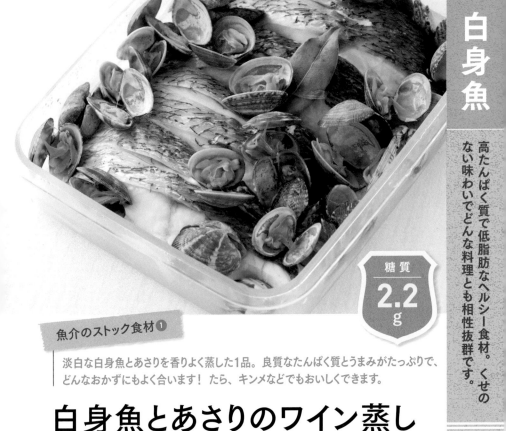

高たんぱく質で低脂肪なヘルシー食材。くせのない味わいでどんな料理とも相性抜群です。

糖質
**2.2**
g

**魚介のストック食材❶**

淡白な白身魚とあさりを香りよく蒸した1品。良質なたんぱく質とうまみがたっぷりで、どんなおかずにもよく合います！ たら、キンメなどでもおいしくできます。

# 白身魚とあさりのワイン蒸し

材料（4人分）

白身魚（鯛）……………………… 4切れ
あさり（砂抜きしたもの）
　　　…… 300g（殻をこすり合わせてよく洗う）
玉ねぎ ……………………… ½個（薄切り）
白ワイン ……………………… ¼カップ
ローリエ ……………………………… 1枚
塩 ………………………………… 小さじ¼

作り方

1 白身魚は**皮に切れ目を1本入れ**、塩をふる。

2 耐熱容器に玉ねぎを広げ、白身魚、あさり、ローリエをのせて、白ワインをふる。ふんわりラップをして電子レンジで9分加熱する。

● 1人分 160kcal

半量で作るときは
電子レンジ加熱時間は6分。

保存期間
冷蔵庫で3日程度
蒸し汁ごと保存。

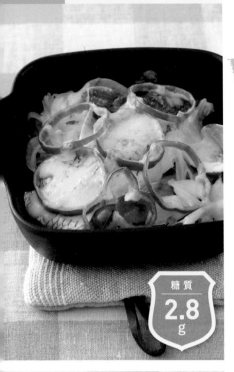

糖質
2.8
g

「白身魚とあさりのワイン蒸し」アレンジ❶

とろとろのチーズがからんで、
ワインにのお供にもぴったり！

# 白身魚とあさりの
# チーズ焼き

材料（2人分）と作り方

白身魚とあさりのワイン蒸し（P52）············· 2人分
ピーマン ·································· 1個（輪切り）
ピザ用チーズ ································· 40g

**1** 耐熱皿に白身魚とあさりのワイン蒸しを入れ、
ピーマンをのせ、チーズをふる。トースター
でチーズが溶けて、ふつふつするまで焼く。

● **1人分 231kcal**

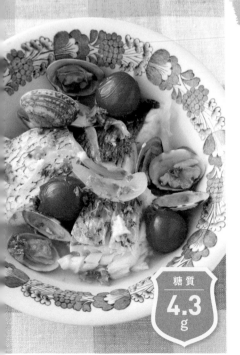

糖質
4.3
g

「白身魚とあさりのワイン蒸し」アレンジ❷

本格派の味わいが、少し煮るだけで
手軽にできます。

# ブイヤベース風

材料（2人分）と作り方

白身魚とあさりのワイン蒸し（P52）············· 2人分
白身魚とあさりのワイン蒸しの蒸し汁 ····· ¼カップ
ミニトマト ····································· 6個
パセリのみじん切り ····························· 少々
コンソメ（顆粒） ··························· 小さじ½
カレー粉 ································· 小さじ¼
水 ········································· 1カップ

**1** 白身魚の身を大きめにほぐす。フライパンに
水、蒸し汁、コンソメ、カレー粉、白身魚と
あさりのワイン蒸しを入れて中火にし、煮立
ったらミニトマトを加えて1〜2分煮る。

**2** 器に盛り、パセリをふる。

● **1人分 172kcal**

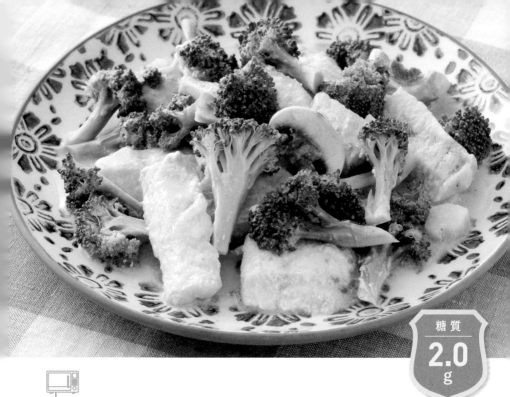

糖質
**2.0**
g

低糖質なマヨネーズは糖質オフの強い味方！
かじきと野菜にこくとうまみをプラスします。

# かじきとブロッコリーのマヨ炒め

材料（2人分）

| | |
|---|---|
| かじきの切り身 | 2切れ |
| ブロッコリー | ½株（150g） |
| | （小房に分ける） |
| マッシュルーム | 3個 |
| | （石づきを切り、半分に切る） |
| 塩 | 少々 |
| マヨネーズ | 大さじ1 |
| A　オイスターソース | 小さじ2 |
| おろしにんにく | 少々 |

作り方

1 かじきは**2cm幅のそぎ切り**にして、塩をふる。

2 **Aを耐熱皿に入れて混ぜ、かじき、ブロッコリー、マッシュルームを加えてからめ**、ふんわりとラップをして電子レンジで3分加熱する。全体を混ぜて再びふんわりとラップをして、さらに1〜2分、かじきに火が通るまで加熱する。

● 1人分 229kcal

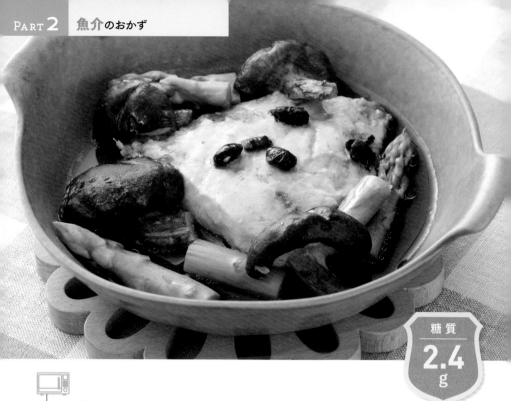

お手軽なのに豆豉の風味で本格中華の味わいに。
あつあつのごま油をかけてどうぞ！

# かじきとしいたけの豆豉蒸し

**材料（2人分）**

| | |
|---|---|
| かじきの切り身 | 2切れ |
| しいたけ | 4枚（半分に切る） |
| アスパラガス | 1束 |
| ごま油 | 小さじ2 |
| ┌ しょうゆ | 小さじ2 |
| A 酒 | 小さじ2 |
| └ 豆豉 | 小さじ1 |

**作り方**

1 アスパラガスは根元の固い部分を切り落とす。下から4〜5cmくらいの固い部分の皮をむき、4〜5cm長さに切る。

2 耐熱皿にかじき、しいたけ、アスパラガスを入れ、混ぜ合わせたAをかける。ふんわりとラップをして電子レンジで4分くらい加熱して器に盛る。

3 **ごま油を耐熱容器に入れ、ラップなしで電子レンジで20秒くらい温める。** 食べる直前に**2**にかける。

● 1人分 215kcal

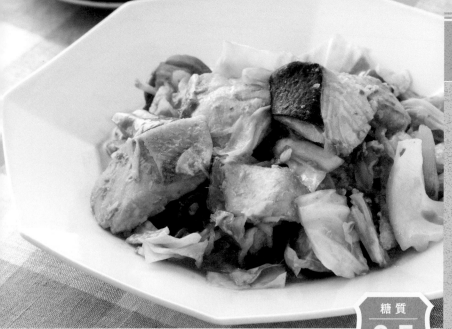

糖質
**8.5**
g

少し辛みのきいたみそ風味がアクセント。
鮭もキャベツもたっぷり食べられます。

# 鮭とキャベツのホイコーロー風

材料（2人分）

| | |
|---|---|
| 生鮭 | 2切れ |
| キャベツ | 大1枚（100g）（ざく切り） |
| ピーマン | 2個（乱切り） |
| ねぎ | ½本（斜めに切る） |
| しょうがのせん切り | 小1かけ分 |
| 酒 | 大さじ1 |

A
| | |
|---|---|
| みそ | 大さじ1 |
| みりん | 大さじ½ |
| 酒 | 大さじ½ |
| ごま油 | 大さじ½ |
| しょうゆ | 小さじ1 |
| 豆板醤 | 小さじ½ |

作り方

1 鮭は**ひと口大のそぎ切り**にする。酒をふって5分ほどおき、水けをふく。

2 耐熱皿にキャベツ、ピーマン、ねぎ、しょうが、鮭を順にのせる。**混ぜ合わせたAをまわしかけて**、ふんわりとラップをして電子レンジで3分加熱する。全体を混ぜ、再びふんわりとラップをして2分加熱し、**全体を混ぜる**。

● 1人分 196kcal

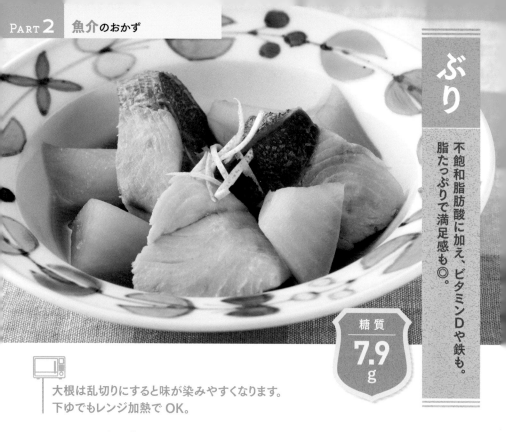

糖質
**7.9**
g

大根は乱切りにすると味が染みやすくなります。
下ゆでもレンジ加熱で OK。

# ぶり大根

材料（2人分）

| | |
|---|---|
| ぶり | 2切れ (3等分に切る) |
| 大根 | 5cm （乱切り） |
| だし汁 | ¼カップ |
| 塩 | 少々 |
| あればゆずの皮の千切り | 少々 |
| A ┌ しょうゆ | 大さじ1½ |
| ├ みりん | 大さじ1 |
| ├ 酒 | 大さじ1 |
| └ しょうがのしぼり汁 | 小さじ1 |

作り方

1　ぶりは塩をふって10分ほどおき、水でさっと洗って水けをふく。

2　大根を耐熱ボウルに入れ、**ぴったりラップをして電子レンジで3分加熱する。出た水分は捨てる。**

3　大根を耐熱ボウルにもどし、ぶり、A、だし汁を入れる。**落とし蓋のようにラップをのせ、さらに上にふんわりとラップをして**（P6参照）、電子レンジで3分加熱する。器に盛り、ゆずの皮を添える。

● 1人分 243kcal

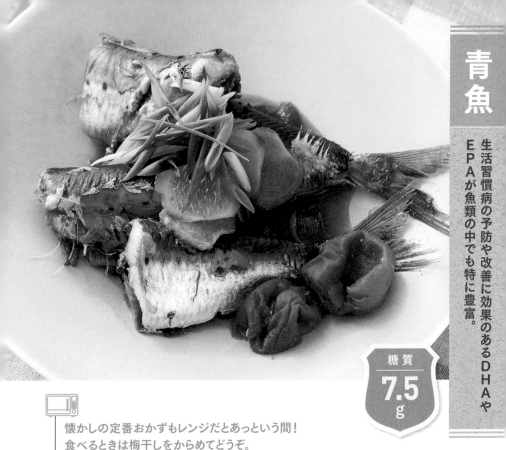

糖質
**7.5**
g

懐かしの定番おかずもレンジだとあっという間！
食べるときは梅干しをからめてどうぞ。

# いわしの梅煮

### 材料（2人分）

| | |
|---|---|
| いわし | 2尾 |
| 梅干し | 2個 |
| 昆布 | 小1枚 |
| しょうがの薄切り | 1かけ分 |
| 万能ねぎ | 1本（斜め切り） |
| A しょうゆ | 大さじ1 |
| みりん | 大さじ1 |
| 酒 | 大さじ1 |

### 作り方

1. いわしは頭を切り落として内臓を除く。流水で洗って半分に切り、水けをふく。

2. Aを耐熱ボウルに入れて混ぜ、いわしを並べ、昆布、梅干し、しょうがも加える。**落とし蓋のようにラップをのせ、さらに上にふんわりとラップをする**（P6参照）。電子レンジで4分加熱する。

3. 器に盛り、万能ねぎを添える。

● 1人分 115kcal

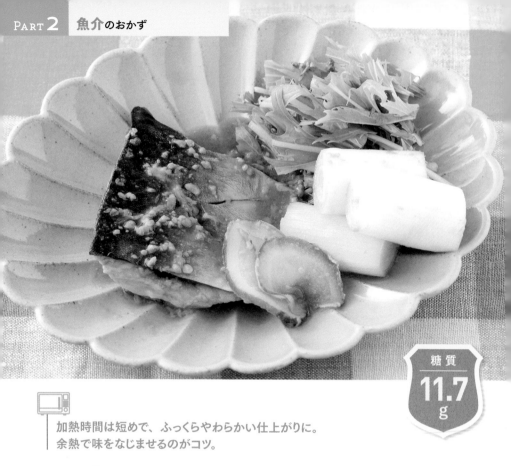

糖質
**11.7**
g

加熱時間は短めで、ふっくらやわらかい仕上がりに。
余熱で味をなじませるのがコツ。

# さばのみそ煮

材料（2人分）

さば（切り身） ……………………… 2切れ
ねぎ …………… 1本（4cm長さに切る）
水菜 ………… 1株（4cm長さに切る）
しょうがの薄切り ……… 小1かけ分
┌ みそ ………………………… 大さじ1
│ みりん …………………… 大さじ1
A│ 酒 ………………………… 大さじ1
│ 砂糖 ……………………… 大さじ½
└ 水 ………………………… 大さじ2

作り方

1 さばはさっと洗って水けをふき、皮
  に十字に切れ目を入れる。

2 Aを耐熱皿に入れて混ぜ、さばとね
  ぎ、しょうがを入れ、Aをからめる。
  さばの**皮目を下にして**、ふんわりと
  ラップをして電子レンジで3分加熱
  する。そっと**ひっくり返して**、ラッ
  プをして余熱で3分ほど味をなじま
  せる。

3 器に盛り、水菜を添える。

● 1人分 234kcal

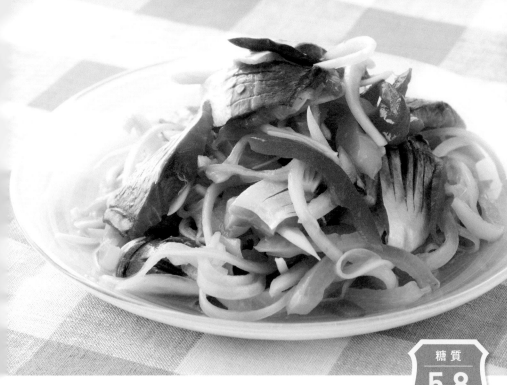

糖質
**5.8**
g

刺身用のあじをつけ汁であえるだけなのでお手軽。
作り置きもOKです。

# あじとパプリカの南蛮漬け

材料（2人分）

あじ（刺身用・三枚におろしたもの）…2尾分

パプリカ（赤・黄）…各¼個（斜め細切り）

玉ねぎ ……………………… ¼個（薄切り）

赤唐辛子…1本（斜め半分に切り、種を取る）

ごま油 …………………………… 小さじ2

A
┌ ポン酢しょうゆ ………… 大さじ2
└ だし汁 ……………………… 大さじ1

作り方

1 あじはひと口大に切り、皮目に3〜
4本くらい浅い切れ目を入れる。

2 耐熱ボウルにパプリカを入れてごま
油をからめる。ふんわりラップをし
て電子レンジで1分加熱する。熱い
うちにA、玉ねぎ、赤唐辛子を加え
る。**粗熱が取れたらあじを加えてあ
える。**

● 1人分 158kcal

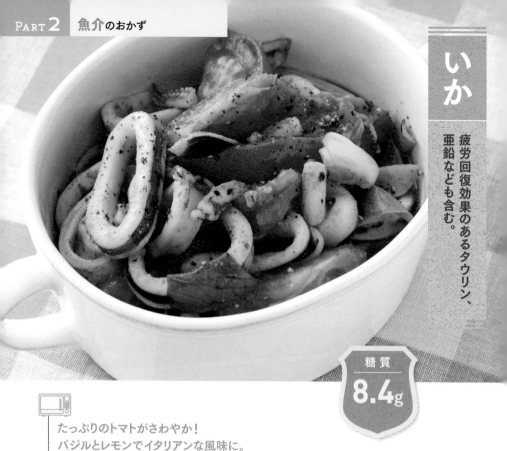

糖質
8.4g

たっぷりのトマトがさわやか！
バジルとレモンでイタリアンな風味に。

# いかとトマトのレンジ煮

材料（2人分）

| | |
|---|---|
| いか | 2杯 |
| トマト | 2個（くし形に切る） |
| にんにく | 1片 |
| | （つぶして芯をとる） |
| バジル | 1枝分 |
| レモン汁 | ½個分 |
| オリーブ油 | 大さじ1 |
| 塩 | 小さじ⅓ |
| 粗びき黒こしょう | 少々 |

作り方

1　いかは内臓と軟骨を取り除く。目とくちばしを取り除き、足先の硬い吸盤を切り落とす。流水で洗って水けをふく。胴は2cm幅程度の輪切りにし、足は2〜3本に切り分けて4〜5cm長さに切る。
耐熱皿にいか、トマト、にんにくを入れる。

2　塩、粗びき黒こしょうをふり、オリーブ油をまわしかけ、ふんわりとラップをして電子レンジで5分加熱する。レモン汁、バジルをちぎって加え、さっとあえる。

● 1人分 222kcal

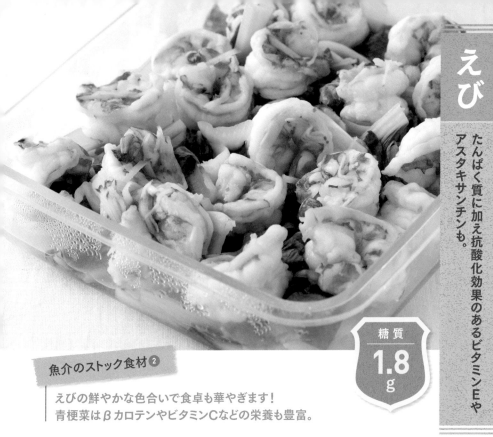

**え
び**

たんぱく質に加え抗酸化効果のあるビタミンEや
アスタキサンチンも。

糖質
**1.8**
g

**魚介のストック食材 2**

えびの鮮やかな色合いで食卓も華やぎます！
青梗菜はβカロテンやビタミンCなどの栄養も豊富。

# えびと青梗菜の中華炒め風

材料（4人分）

えび（ブラックタイガー） ……………… 20尾
青梗菜 ……………… 大2株（ざく切り）
しょうがのせん切り ……… 大1かけ分
A ┌ 鶏ガラスープの素 ……… 小さじ1
　├ 塩 ……………………… 小さじ²⁄₅
　└ 酒 ……………………… 大さじ2

作り方

**1** えびは殻をむき、背中に切れ目を入れて背ワタをとる。塩水（分量外）で洗い、水けをふく。

**2** 耐熱皿に青梗菜、えびを入れてしょうがをちらす。Aを入れ、ふんわりとラップをして6分加熱する。

● 1人分 113kcal

半量で作るときは
電子レンジ加熱時間は4分。

保存期間
冷蔵庫で3日程度

62

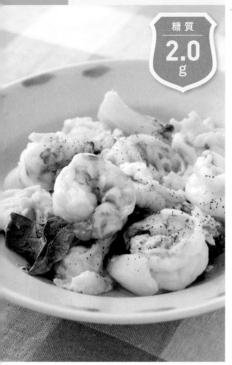

糖質
**2.0**
g

「えびと青梗菜の中華炒め風」アレンジ ❶

卵をふんわり炒めるのがコツ。
糖質を含む調味料は不使用!

# えび青梗菜卵炒め

材料（2人分）と作り方

えびと青梗菜の中華炒め風（P62） ············· 2人分
　　　　（レンジで軽く加熱し、温かい状態にする）
卵 ······································································· 2個
塩 ································································· 小さじ¼
植物油 ··························································· 大さじ1
粗びき黒こしょう ················································· 少々

**1** 卵は割りほぐし、塩を加えて混ぜる。
**2** フライパンに油を入れて強火で熱し、卵を加えて大きくかき混ぜ、半熟状になったらえびと青梗菜の中華炒め風を加え、さっと炒め合わせて粗びき黒こしょうをふる。

　　　　● **1人分 244kcal**

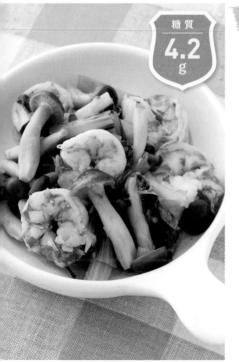

糖質
**4.2**
g

「えびと青梗菜の中華炒め風」アレンジ ❷

ねぎと豆板醤をしっかり炒めて、
うまみと香りを引き出します。

# えび青梗菜ピリ辛炒め

材料（2人分）と作り方

えびと青梗菜の中華炒め風（P62） ············· 2人分
　　　　（レンジで軽く加熱し、温かい状態にする）
ねぎ ································· ½本（みじん切り）
しめじ ····························· 小1パック（ほぐす）
ごま油 ··························································· 大さじ1
豆板醤 ························································· 小さじ½
しょうゆ ······················································· 小さじ1

**1** フライパンにごま油、ねぎを入れて弱火で炒め、香りがたったら豆板醤を加え、なじませるように炒める。中火にしてしめじを加えてしんなりするまで炒める。えびと青梗菜の中華炒め風を加えて炒め合わせ、しょうゆで味をととのえる。

　　　　● **1人分 188kcal**

## 和風居酒屋で飲むなら！

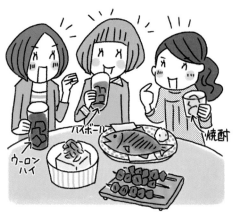

魚なら甘辛い煮魚より塩味の焼き魚、焼き鳥はたれより塩味を選ぶようにしましょう。締めの麺やご飯はNGです。

糖質オフ中のお酒でおすすめは辛口のワインや、焼酎、ウイスキー、ブランデー、ジンなどの蒸留酒です。蒸留酒は糖質ゼロ、ワインは1.5〜2.0ｇ（100ml中）です。反対に控えたほうがいいのが、日本酒、ビール、紹興酒などの醸造酒や、甘みが強い梅酒。チューハイやサワーは割るドリンクによって糖質が多くなるので注意しましょう。

居酒屋やレストラン、コンビニでも低糖質のお酒とおつまみをチョイスすれば、ダイエット中でも外食やお酒を心おきなく楽しめます！

## コンビニ食材で
## 家飲みするなら！

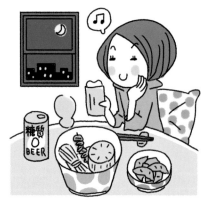

おでんの練り物は糖質の多いものもあるので注意。大根やこんにゃく、玉子などならOKです。あたりめは糖質ゼロで、おすすめ！

## 洋風レストランで飲むなら！

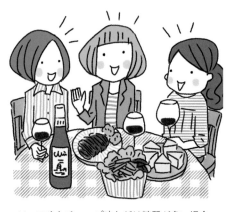

ソースやケチャップ味などは糖質が多い場合があるので、塩やオリーブオイル、レモンなどのシンプルな味つけのものが◎。

# PART 3

# 大豆製品・卵・野菜
## のおかず

豆腐や厚揚げ、納豆などの大豆製品や、
栄養満点の卵も低糖質な食材です。
大豆製品は植物性たんぱく質やビタミン類、大豆イソフラボン
などを含み栄養的にも優れており、価格も安価。
料理にも使いやすいので、
レパートリーを増やして、
毎日の食事にどんどん活用しましょう！

 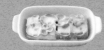 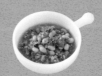

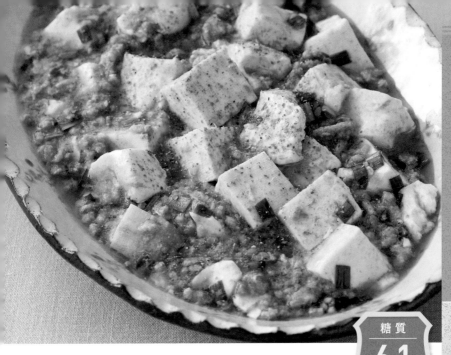

糖質
**6.1**
g

人気中華おかずもレンジでお手軽に！
ごま油と豆板醤で、あとをひくおいしさです。

# 麻婆豆腐

## 材料（2人分）

木綿豆腐 ……… 1丁 (2㎝角に切る)
豚ひき肉 ……………………… 100g
にら ……………………… 2本 (みじん切り)
粉山椒 ……………………………… 少々

A

| | | |
|---|---|---|
| 水 | …………… | ¼カップ |
| 酒 | ………… | 大さじ2 |
| ごま油 | ……… | 大さじ2 |
| しょうゆ | …… | 大さじ½ |
| 片栗粉 | ……… | 小さじ2 |
| 豆板醤 | ……… | 小さじ1 |
| 鶏ガラスープの素 | … | 小さじ1 |

## 作り方

1. 耐熱ボウルに**A**を入れてよく混ぜる。**ひき肉を加えてまんべんなく混ぜ**、豆腐を加え、ふんわりラップをして電子レンジで4分加熱する。全体を混ぜ、再びふんわりラップをして2分加熱する。熱いうちににらを加えて混ぜる。

2. 器に盛り、粉山椒をふる。

● 1人分 371kcal

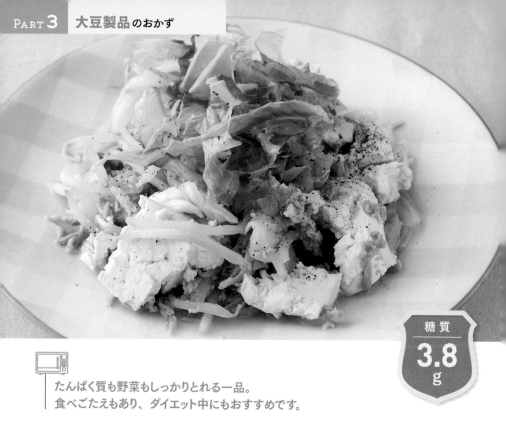

たんぱく質も野菜もしっかりとれる一品。
食べごたえもあり、ダイエット中にもおすすめです。

# 豆腐チャンプルー

材料（2人分）

木綿豆腐 ……………………… 1丁
もやし …………………… ½袋（100g）
キャベツ …… 1枚（50g）（ざく切り）
卵 ……………………………… 1個
ツナ缶詰 … 小1缶（軽く汁けをきる）
しょうゆ …………………… 小さじ2
塩 …………………………… 小さじ⅕
こしょう …………………………… 少々
かつお節 ………………………… 適量

作り方

1　豆腐はキッチンペーパーに包んで耐熱皿にのせ、ラップなしで電子レンジで1分加熱する。水けを軽くしぼって水切りする。卵は割りほぐして塩を加える。

2　**もやし、キャベツに卵をからめ**、耐熱皿に入れる。豆腐をくずしてのせ、ツナもまんべんなくのせ、ふんわりラップをして電子レンジで3分加熱する。しょうゆを加えて全体を混ぜ、再びふんわりラップをして2分加熱する。

3　器に盛り、こしょうをふり、かつお節をのせる。

●1人分 270kcal

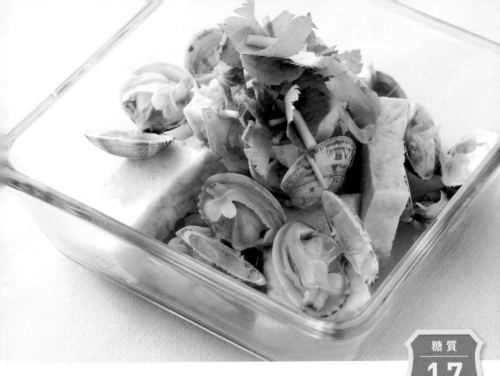

あさりは鉄やビタミン B₁₂ もたっぷり。
厚揚げにうまみが染みて何度でも食べたくなります。

# 厚揚げとあさりのレンジ蒸し

材料（2人分）

厚揚げ ……… 1枚（横に1㎝幅に切る）

あさり（砂抜きしたもの）……… 200g
　　　　（殻をこすり合わせてよく洗う）

だし汁 ………………… ¼カップ

酒 ……………………… 大さじ2

薄口しょうゆ ……………… 大さじ1

三つ葉 ……………… 適宜（ざく切り）

作り方

1 耐熱皿に厚揚げ、あさり、だし汁、酒、薄口しょうゆを入れる。ふんわりとラップをして電子レンジで3分加熱する。全体を混ぜ、再びふんわりラップをして**あさりの口が開くまで**1〜2分加熱する。器に盛り、三つ葉をのせる。

● 1人分 170kcal

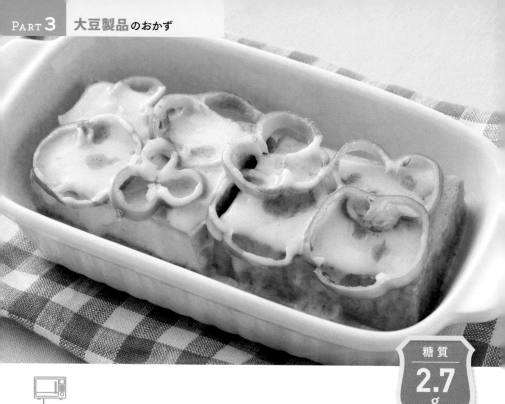

とろけるチーズが厚揚げにからんで、ボリュームのあるピザのよう。
ちょっとしたおつまみにも。

# 厚揚げのチーズ仕立て

材料（2人分）

厚揚げ ……… 1枚（長さを半分に切る）
めんつゆ（4倍濃縮）………… 大さじ1
ピーマン ………… 1個（3㎜幅の輪切り）
ピザ用チーズ ……………… 40g
タバスコ ………………………… 少々

作り方

1 厚揚げにめんつゆをからめ、耐熱皿に
並べる。ふんわりラップをして電子レ
ンジで2分加熱する。裏返して再びふ
んわりラップをして1分加熱する。

2 ピーマン、ピザ用チーズをのせて、**ラ
ップなしで**再び2分加熱し、チーズが
溶けたらタバスコをふる。

● 1人分 229kcal

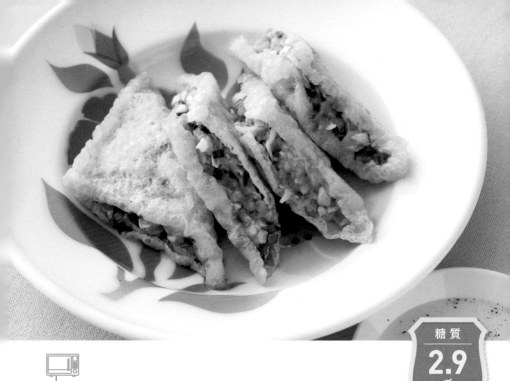

皮を油揚げにして糖質量をダウン。
食べてみると味は驚くほど餃子そのものです！

# 油揚げの餃子風

材料（2人分）

| | |
|---|---|
| 油揚げ | 2枚 |
| 豚ひき肉 | 100g |
| キャベツ | 1枚（50g）（みじん切り） |
| にら | 2本（みじん切り） |
| 酢、こしょう | 各少々 |
| A しょうゆ | 小さじ1 |
| ごま油 | 小さじ1 |
| 片栗粉 | 小さじ1 |
| 塩 | 小さじ¼ |

作り方

**1** 油揚げをまな板に置き、菜箸を押し当てて転がす。油揚げの長い1辺を残して、3辺の端を少し切り落とす。ていねいに開いて、油揚げをシート状にする。正方形になるように4等分する。もう1枚も同様にする。

**2** 豚ひき肉とAをよく混ぜ、キャベツ、にらを加えさらによく混ぜる。油揚げに等分にのせ、三角形になるようにはさむ。

**3** 2を耐熱皿に並べる。ふんわりラップをして電子レンジで3分加熱し、**ラップなしでさらに2分加熱**する。酢、こしょうを添えていただく。

● 1人分 238kcal

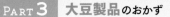
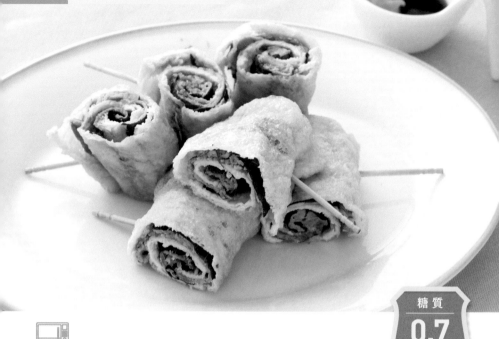

糖質
**0.7**
g

油揚げと豚肉のうまみに、青じそのさわやかな風味をプラス。
お弁当にもおすすめです。

# 油揚げの豚肉巻き

### 材料（2人分）

油揚げ ……………………… 2枚
豚ロース薄切り肉 ……… 100g
青じそ …………………… 4枚
塩 ……………………………… 少々
辛子じょうゆ ……………… 適量

### 作り方

**1** 油揚げをまな板に置き、菜箸を押し当てな
がら転がす。長い1辺を残して、3辺の端
を少し切り落とす。切り口からていねいに
開いて、油揚げをシート状にする。もう1
枚も同様にシート状にする。豚肉に塩をふる。

**2** 油揚げに青じそをのせ、豚肉を広げる。手
前からしっかり巻き、3箇所ほど楊枝でと
める。耐熱皿に置き、ふんわりラップをし
て電子レンジで3分加熱する。**ラップなし
でさらに1分加熱し、裏返してラップなし
でさらにもう1分加熱する。**食べやすく切
って辛子じょうゆを添える。

● 1人分 220kcal

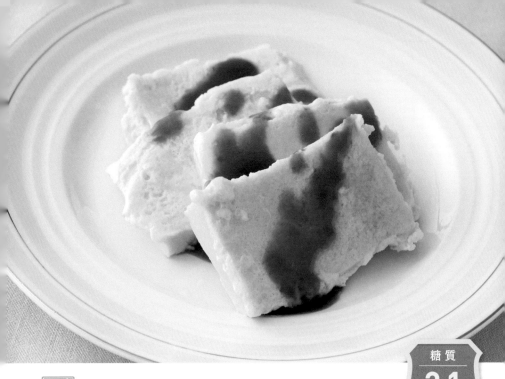

たんぱく質やカルシウム、鉄などを含み、栄養価の高い高野豆腐。
卵とチーズで子どもも喜ぶおいしさに！

# 高野豆腐のピカタ

材料（2人分）

| | |
|---|---|
| 高野豆腐 | 2個 |
| 卵 | 1個（割りほぐす） |
| 粉チーズ | 大さじ1 |
| オリーブ油 | 大さじ1 |
| A ┌ ぬるま湯 | ½カップ |
| └ コンソメ（顆粒） | 小さじ½ |
| ［ソース（混ぜておく）］ | |
| ケチャップ | 大さじ½ |
| 中濃ソース | 大さじ½ |

作り方

1. 高野豆腐はぬるま湯（分量外）に5分ほどつけてもどす。水気をしぼり、厚みを半分に切って2等分に切る。Aを混ぜたものにつけて5分ほどおく。

2. 卵に粉チーズを加えて混ぜ、**1**をからめる。オーブンシートをしいた耐熱皿にのせ、オリーブ油をまわしかけ、**ラップなしで電子レンジで2分加熱する。裏返してさらに3分加熱**する。

3. 器に盛り、ソースをかける。

● 1人分 206kcal

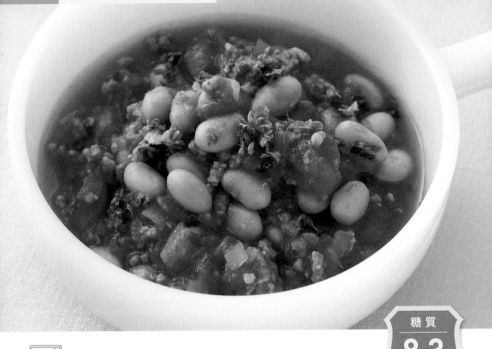

大豆イソフラボンや食物繊維も含む蒸し大豆。
カレーやチリパウダーの風味で食がすすみます。

# チリコンカン

### 材料（2人分）

蒸し大豆 ·························· 100g

合いびき肉 ····················· 100g

玉ねぎ ············ ¼個（みじん切り）

トマトの水煮缶詰（ホール）

·························· ½缶（つぶす）

コンソメ（顆粒）··············· 小さじ1

カレー粉 ······················ 小さじ½

チリパウダー ················· 小さじ¼

パセリのみじん切り ········· 少々

### 作り方

**1** **蒸し大豆とパセリ以外のすべての材料を
耐熱ボウルに入れてよく混ぜる。** ふんわ
りラップをして電子レンジで4分加熱す
る。蒸し大豆を加えて全体を混ぜ、再び
ふんわりラップをして2分加熱する。

**2** 全体を混ぜて器に盛り、パセリのみじん
切りをふる。

● 1人分 262kcal

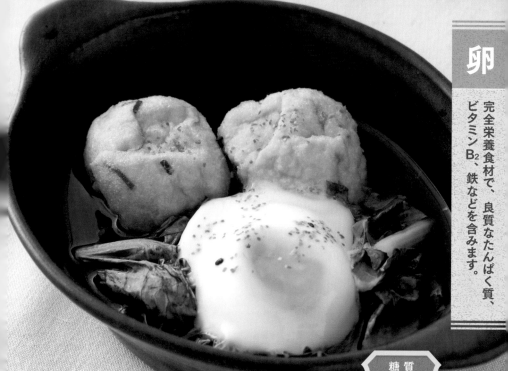

糖質
**5.6**
g

だし汁ががんもどきに染みて、ほっとするおいしさ。
温泉卵をからめてどうぞ。

# がんもどきと青菜の巣ごもり卵

材料（2人分）

| | |
|---|---|
| がんもどき | 4個 |
| 温泉卵 | 2個 |
| （電子レンジでの作り方はP81参照） | |
| 小松菜 | 1株（ざく切り） |
| だし汁 | 1カップ |
| 七味唐辛子 | 少々 |
| しょうゆ | 大さじ1 |
| A みりん | 大さじ1 |
| 酒 | 大さじ1 |

作り方

1 耐熱ボウルにだし汁、A、がんもどきを入れる。ふんわりラップをして電子レンジで3分くらい加熱する。小松菜を加え、再びふんわりラップをして2分加熱する。

2 器に盛り、温泉卵を加え、七味唐辛子をふる。

● 1人分 190kcal

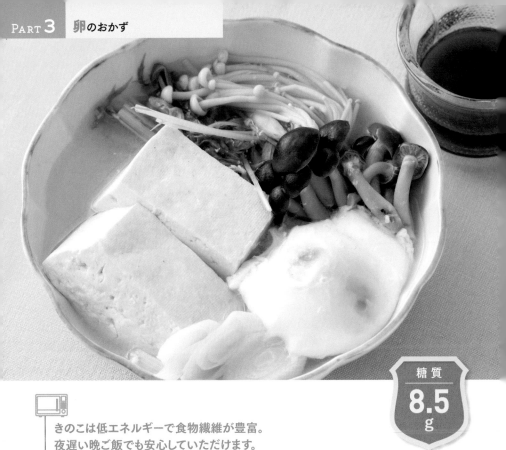

糖質
8.5
g

きのこは低エネルギーで食物繊維が豊富。
夜遅い晩ご飯でも安心していただけます。

# 半熟卵のレンジ湯豆腐

材料（2人分）

木綿豆腐 ……… 1丁（4等分に切る）
卵 ………………………… 2個
ねぎ ……… 1本（斜め1cm幅に切る）
しめじ ……… ½パック（ほぐす）
えのきだけ ……… ¼パック（ほぐす）
水菜 ……………… 2株（ざく切り）
だし汁 ……………… 1½カップ
ポン酢しょうゆ ……………… 適量

作り方

1　**1人分ずつ作る。** 1人分の耐熱容器に豆
腐、ねぎ、きのこ類、だし汁の半量を入
れる。ふんわりラップをして電子レンジ
で3分くらい加熱する。卵1個を割り入
れ、**黄身に楊枝などで穴をあける。** 水菜
の半量を加えて、再びふんわりラップを
して1分加熱する。もう1人分も同様に
作る。

2　ポン酢しょうゆを添えていただく。

● 1人分 243kcal

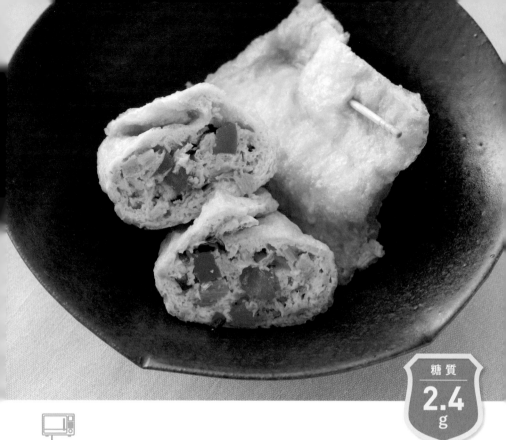

ひと口食べると、ツナや卵のうまみがじゅわっと染み出します。
調味料はめんつゆだけでお手軽！

# ツナと卵の巾着煮

材料（2人分）

| | |
|---|---|
| 油揚げ | 2枚 |
| 卵 | 2個（割りほぐす） |
| ツナ缶詰 | 小1缶（軽く汁けをきる） |
| 万能ねぎ | 1本（小口切り） |
| 赤パプリカ | ⅛個（細切り） |
| 水 | 大さじ4 |
| めんつゆ（4倍濃縮） | 大さじ1 |

作り方

1 油揚げをまな板に置き、菜箸を押し当て
ながら転がす。長さを半分に切って、切
り口から開いて袋状にする。卵、ツナ、
万能ねぎ、パプリカを混ぜ合わせる。油
揚げに等分に入れて、楊枝で口をとじる。

2 耐熱ボウルにめんつゆと水、1を入れる。
**落とし蓋のようにラップをのせ、さらに
上にふんわりとラップをして**（P6参照）、
電子レンジで3分ほど加熱する。

● 1人分 253kcal

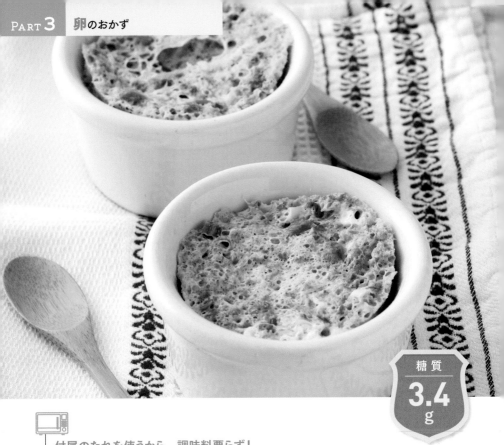

糖質
**3.4**
g

付属のたれを使うから、調味料要らず！
常備品で手軽にできる栄養満点の一品です。

# 納豆と卵のふんわり蒸し

材料（2人分）

| | |
|---|---|
| 納豆 | 2パック |
| | （付属のたれを加えて混ぜる） |
| 卵 | 2個 |
| 万能ねぎ | 1本(小口切り) |
| かつお節 | 小2パック |

作り方

1 **1人分ずつ作る。** すべての材料をボウルに入れてよく混ぜる。2つの耐熱容器に等分に入れ、ふんわりラップをして電子レンジで50秒～1分加熱する。もう1人分も同様に加熱する。

● 1人分 172kcal

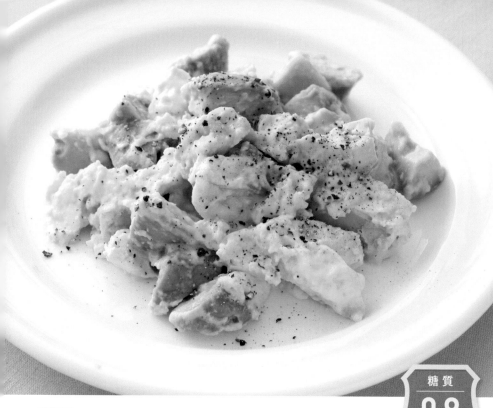

アボカドのクリーミーな食感が卵とマッチ。
マヨネーズを入れるとふんわり仕上がります。

# 卵とアボカドのマヨ炒め

材料（2人分）

| | |
|---|---|
| 卵 | 2個 |
| アボカド | 1個 |
| マヨネーズ | 大さじ2 |
| 塩 | 小さじ¼ |
| 粗びき黒こしょう | 少々 |

作り方

1 アボカドは縦半分に切る。種と皮を取り除いて、乱切りにする。

2 耐熱ボウルに卵を割りほぐし、マヨネーズ、塩を入れてよく混ぜる。アボカドを加え、ふんわりラップをして電子レンジで2分加熱する。全体を混ぜ、再びふんわりラップをして30秒加熱する。器に盛り、粗びき黒こしょうをふる。

● 1人分 289kcal

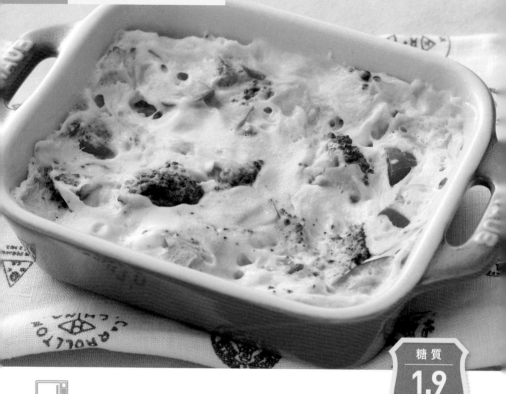

糖質
**1.9**
g

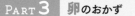
人気のキッシュも皮なしなら糖質量も安心！
チーズ風味で冷めてもおいしいデリ風お惣菜です。

# 皮なしキッシュ

材料（2人分）

| | |
|---|---|
| 卵 | 4個 |
| ピザ用チーズ | 40g |
| ブロッコリー | 4房（60g）<br>（小さく切る） |
| 赤パプリカ | ¼個（1cm角に切る） |
| ハム | 2枚（1cm四方に切る） |
| 塩 | 小さじ²⁄₅ |
| 粗びき黒こしょう | 少々 |

作り方

1　**1人分ずつ作る。**ボウルにすべての材料を入れて混ぜる。2つの耐熱容器に等分に入れ、ふんわりとラップをして電子レンジで3分加熱する。もう1人分も同様に加熱する。

● 1人分 253kcal

かにかまのうまみとマヨネーズのこくで、
キャベツがおいしい！

## キャベツとかにかまの
## マヨ蒸し

材料（2人分）

キャベツ ………… 3枚（150g）（5mm幅の細切り）
かにかまぼこ ……… 2本（ほぐして半分に切る）
マヨネーズ ……………………………… 大さじ1
塩 ………………………………………… 少々

作り方

1　キャベツを耐熱ボウルに入れ、塩をふる。
　ふんわりラップをして電子レンジで2分
　加熱する。**粗熱がとれたら水けをしぼり、**
　かにかまぼこと、マヨネーズであえる。

| 作り置きOK | 冷蔵庫で3日程度 |

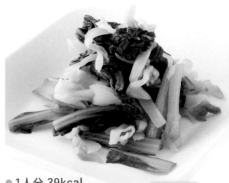

● 1人分 39kcal

糖質
**1.1**
g

ザーサイの歯ごたえと
ごま油風味がアクセント。

## 小松菜の
## ザーサイあえ

材料（2人分）

小松菜 …………………………………… 3株（150g）
ザーサイ ………………………… 30g（細く刻む）
しょうゆ ………………………………… 小さじ1
ごま油 …………………………………… 小さじ1

作り方

1　小松菜は**葉と茎を互い違いにしてラップ**
　**でぴったり包み**、電子レンジで1分30秒
　加熱する。水にとって冷まし、水けをし
　ぼる。根元を切り落とし、4cm長さに切
　る。

2　小松菜にしょうゆをなじませ、水けをし
　ぼる。ザーサイ、ごま油であえる。

| 作り置きOK | 冷蔵庫で3日程度 |

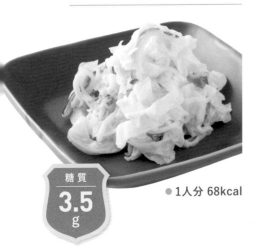

糖質
**3.5**
g

● 1人分 68kcal

野菜やきのこ、こんにゃくなどを使った、レンチン副菜！
作り置きするものは、保存用の耐熱容器で作れば
そのまま保存もできてラクチンです。

● 1人分 253kcal

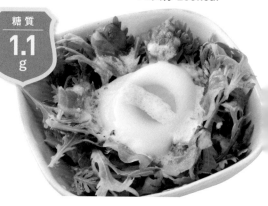

糖質
**1.1**
g

冷蔵庫にあるとうれしい青菜の常備菜。
ほうれん草にのりの風味がよく合います。

# ほうれん草ののりあえ

材料（2人分）

| | |
|---|---|
| ほうれん草 | 3株（150g） |
| しょうゆ | 小さじ1 |
| きざみのり | 大さじ2 |

作り方

1 ほうれん草は**根元に十字に切れ目を入れ
る**。ラップで**ぴったり包んで**電子レンジ
で1分加熱し、水にとって冷ます。水け
をしぼり、食べやすく切る。

2 ほうれん草にしょうゆをなじませ、水け
をしぼり、きざみのりとあえる。

| 作り置きOK | 冷蔵庫で3日程度 |
|---|---|

レンジ温泉卵は黄身に穴をあけると
破裂を防げます。

# 春菊のシーザーサラダ

材料（2人分）

| | |
|---|---|
| 春菊 | ½束（100g）（葉をつむ） |
| 卵 | 2個 |
| ベーコン | 2枚 |

［ドレッシング（混ぜておく）］

| | |
|---|---|
| 粉チーズ | 大さじ1 |
| マヨネーズ | 大さじ1 |
| 市販のフレンチドレッシングング | 大さじ1 |

作り方

1 温泉卵を1個ずつ作る。耐熱容器に卵1
個を割り入れ、**卵がかぶるくらい水を入
れ、黄身に楊枝などで1か所穴をあける。
ラップなしで**電子レンジで50秒加熱し、
穴杓子などにあけて水けをきる。耐熱皿
にキッチンペーパーをしいてベーコンを
のせ、ラップなしで電子レンジで2分加
熱して、脂を落とす。2〜3㎝幅に切る。

2 器に春菊、ベーコンを盛り、中央に温泉
卵をのせる。ドレッシングをかける。

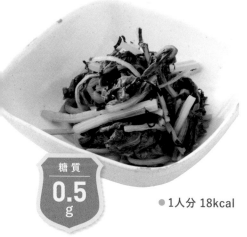

糖質
**0.5**
g

● 1人分 18kcal

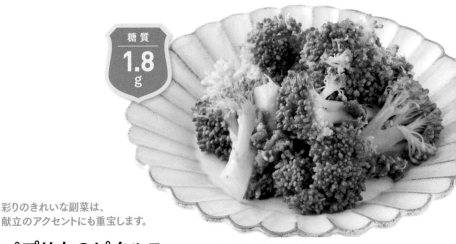

彩りのきれいな副菜は、
献立のアクセントにも重宝します。

# パプリカのピクルス

材料（作りやすい分量・4人分）

パプリカ（赤、黄）……各½個（縦5㎜幅に切る）
ワインビネガー ……………………… 大さじ1
オリーブ油 ……………………………… 小さじ1
塩 …………………………………………… 小さじ¼
粒黒こしょう …………………………… 4〜5粒

作り方

1 耐熱容器に全ての材料を入れて、ふんわ
りラップをして電子レンジで1分加熱し
て冷ます。

| 作り置きOK | 冷蔵庫で3日程度 |

● 1人分 42kcal

梅干しの酸味が口直しにぴったり。
お弁当にもおすすめです。

# ブロッコリーの
# 梅ごまあえ

材料（2人分）

ブロッコリー ……………………… ½株（150g）
梅干し ………… 2個（種を取り、果肉をたたく）
白すりごま ………………………………… 小さじ2

作り方

1 ブロッコリーは小房に分け、ラップで包
む。**電子レンジで2分ほど加熱し、3分
ほど蒸らす。**
2 梅干し、白すりごまをあわせ、ブロッコ
リーを加えてあえる。

| 作り置きOK | 冷蔵庫で3日程度 |

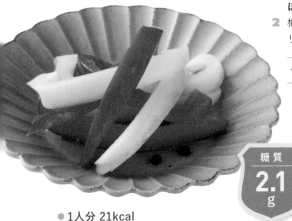

● 1人分 21kcal

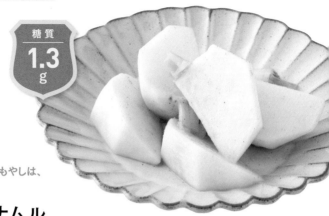

糖質
1.3
g

歯ごたえのしっかりした大豆もやしは、
食べごたえも充分。

# 大豆もやしのナムル

材料（作りやすい分量・4人分）

大豆もやし ……………………… 1袋（100 g）
┌ ねぎ …………………… 10cm（みじん切り）
│ 白すりごま ……………………… 大さじ1
A 鶏ガラスープの素 ……………… 小さじ1
│ しょうゆ ………………………… 小さじ1
└ ごま油 …………………………… 小さじ1

作り方

**1** 耐熱容器に大豆もやしを入れる。ふんわ
りラップをして電子レンジで3分加熱し、
**水けをよくきる**。Aを混ぜ、大豆もやし
とあえる。

| 作り置きOK | 冷蔵庫で3日程度 |

● 1人分 36kcal

カレーでピリ辛風味のマリネ。
肉料理などに合わせるとさっぱりします。

# かぶのカレーマリネ

材料（作りやすい分量・4人分）

かぶ ………………………………………… 2個
┌ 酢 ………………………………… 大さじ1
│ オリーブオイル ………………… 大さじ1
A カレー粉 ………………………… 小さじ¼
└ 塩 ………………………………… 小さじ¼

作り方

**1** かぶは葉を少し残して切る。皮をむいて、
縦8等分に切る。

**2** かぶを耐熱皿に入れて、ふんわりラップ
をして電子レンジで2分加熱する。Aを
混ぜ、**熱いうちにかぶを漬ける**。

| 作り置きOK | 冷蔵庫で3日程度 |

糖質
0.6
g

● 1人分 40kcal

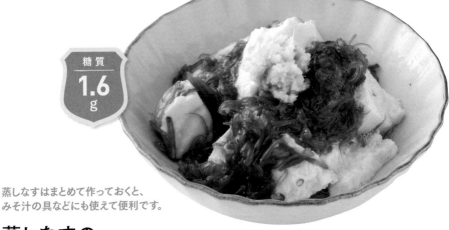

蒸しなすはまとめて作っておくと、
みそ汁の具などにも使えて便利です。

# 蒸しなすの
# ポン酢仕立て

材料（2人分）

| | |
|---|---|
| なす | 2本 |
| しょうがのすりおろし | 1かけ分 |
| 青じそ | 2枚（せん切り） |
| ポン酢しょうゆ | 小さじ2 |

作り方

1 なすはがくを切り落として縦に数本切れ目を入れ、1本ずつラップで包む。2本一緒に電子レンジで3分加熱し、ラップをしたまま粗熱が取れるまで冷ます。

2 なすは食べやすく割いて、しょうがのすりおろし、青じそを添え、ポン酢しょうゆをかける。

| 作り置きOK | 冷蔵庫で3日程度 |
|---|---|

※薬味やポン酢なしの、蒸しなすの状態で

糖質 1.6g

● 1人分 89kcal

味つきめかぶを使って
手間いらずの1品！

# めかぶと豆腐の
# しょうがあえ

材料（2人分）

| | |
|---|---|
| めかぶ（味つき） | 2パック |
| 豆腐（木綿） | 小1丁（200g） |
| しょうがのすりおろし | 小1かけ |

作り方

1 豆腐は**キッチンペーパーで包んで**耐熱皿に入れ、電子レンジで2分加熱して水切りする。

2 豆腐をくずしながらめかぶとあえ、しょうがのすりおろしを添える。あえながら食べる。

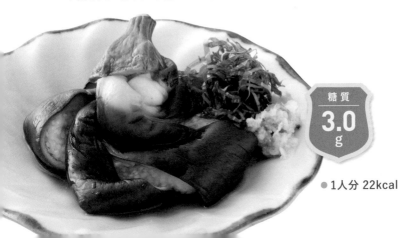

糖質 3.0g

● 1人分 22kcal

糖質
**3.6**
g

ワインビネガーであえたマリネは
おかずにもおつまみにも。

# きのこのマリネ

材料（作りやすい分量・4人分）

| | |
|---|---|
| しめじ | 小1パック（ほぐす） |
| まいたけ | 小1パック（ほぐす） |
| マッシュルーム | 1パック（薄切りにする） |
| 塩 | 小さじ½ |
| ローリエ | 1枚 |
| A ┌ ワインビネガー | 大さじ2 |
| オリーブ油 | 大さじ2 |
| └ 粗びき黒こしょう | 少々 |

作り方

1 耐熱ボウルにすべてのきのこ、塩を入れ
てあえる。ローリエを入れ、落とし蓋の
ようにラップをのせ、さらに上にふんわ
りとラップをして（P6参照）電子レンジ
で3分加熱する。**A**を加えてあえ、冷ます。

作り置きOK ｜ 冷蔵庫で4〜5日程度

● 1人分 21kcal

材料全てを一度レンジ加熱するだけなので
手軽！冷ややっこにかけるのもおすすめです。

# きのこのしぐれ煮

材料（作りやすい分量・4人分）

| | |
|---|---|
| なめこ | 1袋（さっと洗ってざるにあげる） |
| まいたけ | 1パック（ほぐす） |
| しめじ | 1パック（ほぐす） |
| しょうがのせん切り | 小1かけ分 |
| しょうゆ | 大さじ1 |
| 酒 | 大さじ1 |
| みりん | 大さじ1 |

作り方

1 耐熱ボウルに材料を全て入れて混ぜ、**落
とし蓋のようにラップをのせ、さらに上
にふんわりとラップをして**（P6参照）、
電子レンジで4分加熱する。

作り置きOK ｜ 冷蔵庫で3〜4日程度

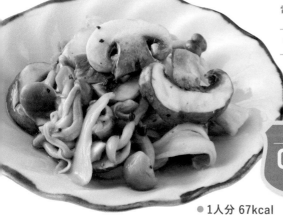

糖質
**0.6**
g

● 1人分 67kcal

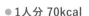

食物繊維豊富なこんにゃくを、
かつお節でうまみのしみた一品に。

# こんにゃくの土佐煮

材料（作りやすい分量・4人分）

こんにゃく ································ 1枚（200g）
かつお節 ································ 小1パック
塩 ······································· 少々
A ┌ しょうゆ ······················ 大さじ1
　│ みりん ························· 大さじ½
　└ ごま油 ························ 小さじ1

作り方

1　こんにゃくはひと口大にちぎる。塩でも
み、水洗いして耐熱ボウルに入れる。**か
ぶるくらいの水を加えて、ふんわりとラ
ップをして3分くらい電子レンジで加熱
する。水けをよくきり、耐熱ボウルにも
どし、ラップなしで1分加熱する。**

2　Aを加えて混ぜ、落とし蓋のようにラッ
プをのせ、さらに上にふんわりとラップ
をして（P6参照）電子レンジで2分加熱す
る。かつお節とあえ、味をなじませる。

| 作り置きOK | 冷蔵庫で3〜4日程度 |
| --- | --- |

● 1人分 70kcal

たらことマヨネーズであえれば、
淡白なしらたきが満足感のある副菜に。

# しらたきのたらこあえ

材料（2人分）

しらたき ········· 1袋（200g）（食べやすく切る）
たらこ ································ ½はら（50g）
万能ねぎ ···························· 2本（小口切り）
マヨネーズ ···························· 小さじ2

作り方

1　耐熱ボウルに**しらたきとかぶるくらいの
水を入れ**、ふんわりとラップをして電子
レンジで3分加熱する。**しらたきの水け
をきって再びボウルに入れ、ラップなし
で1分加熱する。**しらたきをざるにあげ
て水けをきる。

2　たらこは縦に切り目を入れて、身をこそ
げ出す。たらことマヨネーズを合わせ、
しらたき、万能ねぎも加えてあえる。

| 作り置きOK | 冷蔵庫で2日程度 |
| --- | --- |

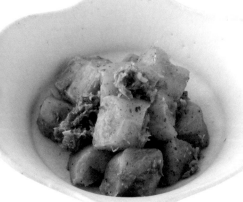

● 1人分 21kcal

# 糖質オフの
## ご飯・麺・パン・スープ
### のレシピ

糖質オフの基本は「ご飯や麺、パンなどの主食を控えること」ですが、
急に食生活をガラッと変えるのは難しいこともありますよね。
ここでは1人分の糖質量を20g程度に抑えたご飯や麺、
パンのレシピをご紹介しています。どれも低糖質食材を合わせているので、
糖質は少なくても満足感はしっかり。
無理なく糖質オフ生活を続けるために
活用してほしいメニューです。

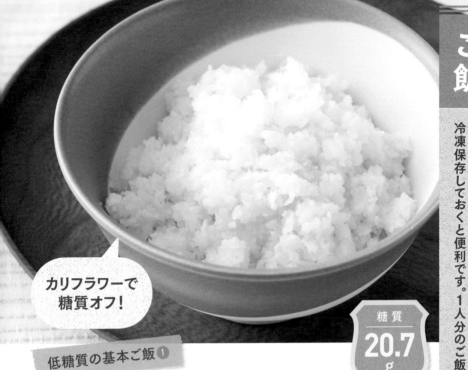

アレンジのきくカリフラワーご飯やえのきご飯は、まとめて作って冷凍保存しておくと便利です。1人分のご飯量は50g（通常の1/3程度）。

**カリフラワーで糖質オフ！**

糖質
**20.7**
g

低糖質の基本ご飯①

カリフラワーのほんのりした甘みを感じる味わい。
チャーハンやリゾットなどにすると、よりおいしくいただけます。

# カリフラワーご飯

材料（2人分）

カリフラワー ……………… 200g
温かいご飯 ……………… 100g

作り方

1 カリフラワーはフードプロセッサーで**ご飯粒状に細かくする**。

2 カリフラワーを耐熱容器に入れ、ふんわりラップをして電子レンジで4分加熱する。**水けをきり**、温かいご飯と混ぜる。

● 1人分 111kcal

保存期間

ラップで1人分ずつぴっちり包んで冷凍庫で保存。
2週間程度保存可能

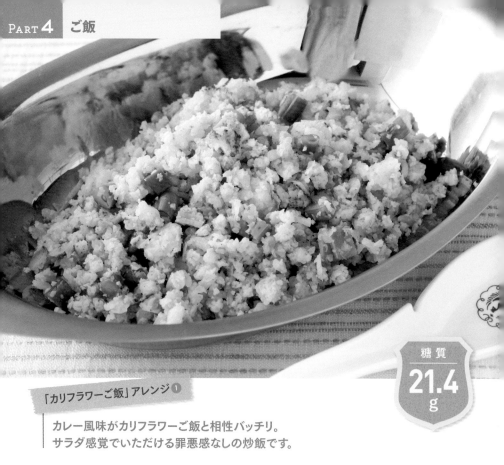

糖質
**21.4**
g

「カリフラワーご飯」アレンジ ❶

カレー風味がカリフラワーご飯と相性バッチリ。
サラダ感覚でいただける罪悪感なしの炒飯です。

# カリフラご飯のカレー炒飯

材料（2人分）

| | |
|---|---|
| カリフラワーご飯（P88）…… | 2人分 |
| ハム ……………………… | 2枚（1cm角に切る） |
| いんげん ………………… | 4本 |
| 卵 ………………………… | 1個 |
| 植物油 …………………… | 大さじ1 |
| カレー粉 ………………… | 小さじ½ |
| 塩 ………………………… | 適宜 |

作り方

1 いんげんはへたを切り、小口切りにし
てラップで包み、電子レンジで2分加
熱する。ボウルに卵を割りほぐし、塩
小さじ⅛、カレー粉を加えて混ぜる。
カリフラワーご飯も加えて混ぜる。

2 フライパンに油を入れて中火で熱する。
カリフラワーご飯に卵を混ぜたものを
加えて、パラパラになるまで炒める。
ハム、いんげんを加えて炒め合わせ、
塩少々で味をととのえる。

● 1人分 229kcal

チーズときのこでうまみ充分レシピ。

# しめじのリゾット

材料(2人分)と作り方

| | |
|---|---|
| カリフラワーご飯(P88) | 2人分 |
| しめじ | 小1パック(ほぐす) |
| 水 | 1カップ |
| 粉チーズ | 大さじ1 |
| オリーブ油 | 大さじ1 |
| コンソメ(顆粒) | 小さじ1 |
| 塩、粗びき黒こしょう | 各少々 |
| パセリのみじん切り | 少々 |

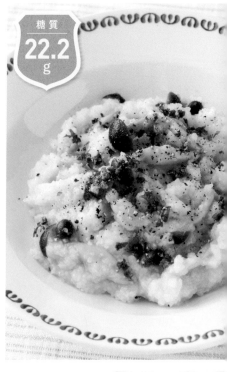

糖質
22.2
g

1　耐熱ボウルにカリフラワーご飯、しめじ、水、オリーブ油、コンソメを入れて混ぜ、ふんわりラップをして電子レンジで10分加熱する。粉チーズを加え、塩で味をととのえ、**ラップなしで1分加熱する。**

2　器に盛り、粗びき黒こしょうとパセリをふる。

● 1人分 193kcal

ヘルシーなのに満足感もあり、朝食にぴったり。

# ライスサラダ

材料(2人分)と作り方

| | |
|---|---|
| カリフラワーご飯(P88) | 2人分 |
| ツナ缶詰 | 小1缶(汁けをきる) |
| ミニトマト | 6個(縦半分に切る) |
| ルッコラ | 1パック(ざく切り) |
| [ドレッシング(混ぜておく)] | |
| ワインビネガー | 大さじ1 |
| オリーブ油 | 大さじ1 |
| 塩 | 小さじ¼ |
| こしょう | 少々 |

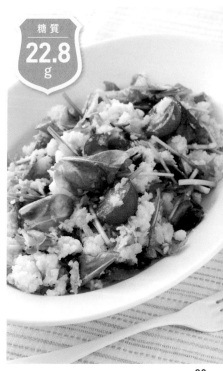

糖質
22.8
g

1　カリフラワーご飯、ツナ、ミニトマトを合わせ、ドレッシングを加えてなじませるようにあえる。ルッコラを加え、さっとあえる。

● 1人分 265kcal

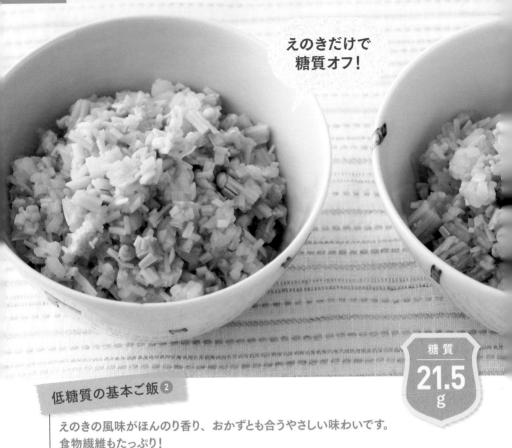

えのきだけで
糖質オフ！

糖質
**21.5**
g

低糖質の基本ご飯 ❷

えのきの風味がほんのり香り、おかずとも合うやさしい味わいです。
食物繊維もたっぷり！

# えのきご飯

材料（2人分）

えのきだけ ………… 大1パック (170g)
温かいご飯 ……………………… 100g

保存期間

ラップで1人分ずつぴっちり
包んで冷凍庫で保存。
2週間程度保存可能

作り方

1　えのきだけは石づきを切り、みじん切
　りにする。かたまりがあればほぐす。

2　えのきだけを耐熱皿に入れ、ふんわ
　りラップをして電子レンジで3分く
　らい加熱する。**水けをしっかりきっ
　て、温かいご飯に混ぜる。**

● 1人分 103kcal

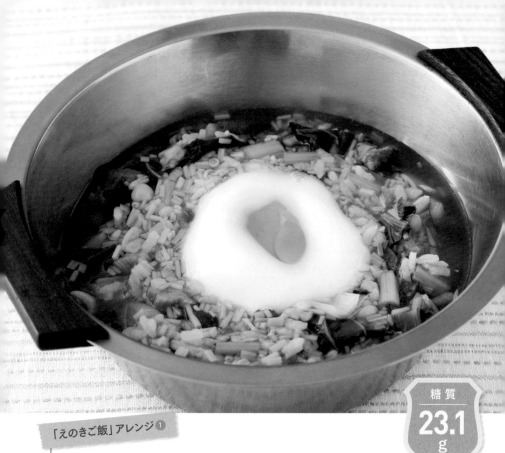

「えのきご飯」アレンジ❶

えのきご飯自体にもうまみがあるので、雑炊にはぴったり。
だし汁で煮るだけでおいしさ倍増です。

# 小松菜と卵のえのき雑炊

材料（2人分）

えのきご飯（P91） ……………… 2人分
小松菜 …………… 2〜3株（ざく切り）
卵 ………………………………… 2個
だし汁 ………………… 1½カップ
しょうゆ ………………… 大さじ1

作り方

**1** 鍋にだし汁を温め、えのきご飯を加
える。さっと煮て小松菜を加え、火
が通ったらしょうゆで味をととのえ
る。卵を割り落とし、好みの固さに
なるまで煮る。

● 1人分 195kcal

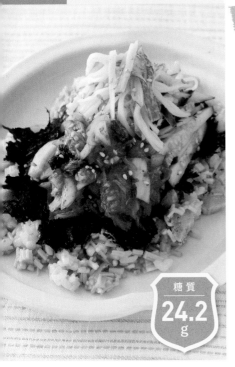

「えのきご飯」アレンジ ②

キムチの辛みとかにかまのハーモニーが最高！
切ってのせるだけの手軽さもうれしい。

# キンパ風のっけご飯

**材料（2人分）と作り方**

| | |
|---|---|
| えのきご飯（P91） | 2人分 |
| 白菜キムチ | 60g（食べやすく切る） |
| きゅうり | ½本（細切り） |
| かにかまぼこ | 1本（ほぐす） |
| のり | 全形1枚（食べやすくちぎる） |
| 白いりごま | 小さじ½ |
| A ┌ ごま油 | 小さじ2 |
| └ 塩 | 小さじ¼ |

**1** えのきご飯にAを混ぜる。

**2** 器に**1**を盛り、のり、白菜キムチ、きゅうり、かにかまぼこの順にのせて白いりごまをふる。混ぜながらいただく。

● 1人分 167kcal

糖質
**24.2**
g

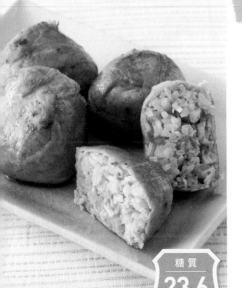

「えのきご飯」アレンジ ③

巻きやすく火の通りも良い、
しゃぶしゃぶ用の肉を使って。

# えのきご飯の
# 肉巻きおにぎり

**材料（2人分）と作り方**

| | |
|---|---|
| えのきご飯（P91） | 2人分 |
| 豚もも薄切り肉（しゃぶしゃぶ用） | 120g |
| ザーサイ（細切り） | 10g |
| 植物油 | 小さじ2 |
| A ┌ しょうゆ | 小さじ1 |
| └ みりん | 小さじ2 |

**1** えのきご飯にザーサイを加えて混ぜる。三角のおにぎりを4個作り、豚肉で巻く。

**2** フライパンに油を入れて中火で熱し、**1**を入れて、全面を焼く。Aを加えてからめる。

● 1人分 312kcal

糖質
**23.6**
g

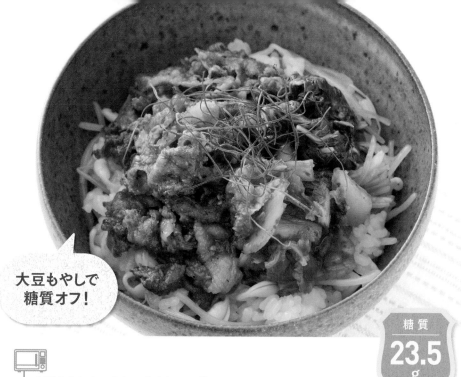

大豆もやしで
糖質オフ！

大豆もやしやほうれん草などの野菜がたっぷり。
一皿で肉も野菜もしっかり摂れます。

# 大豆もやしと牛肉のビビンバ

材料（2人分）

| | |
|---|---|
| ご飯 | 100g |
| 牛こま切れ肉 | 150g |
| 大豆もやし | 1袋 (200g) |
| ほうれん草 | 2株 |
| 白菜キムチ | 40g (ざく切り) |
| 糸唐辛子 | 少々 |

A
　ごま油 ……………… 小さじ2
　塩 ………………… 小さじ¼

B
　しょうゆ、白すりごま、
　ごま油 ……… 各大さじ1
　みりん ………… 小さじ2
　にんにくのすりおろし、
　こしょう ………… 各少々

作り方

1　大豆もやしは耐熱皿に入れて、ふんわりラップをして電子レンジで3分加熱する。**水けをしぼり**、Aを加えてあえる。ほうれん草は根元に十字に切れ目を入れる。ラップで**ぴったり包んで**1分加熱し、水にとって冷ます。水けをしぼり、食べやすく切る。牛肉にBをもみこんで5分くらいおく。

2　フライパンを中火で熱し、牛肉を入れて炒める。

3　大豆もやしとご飯を混ぜ、器に盛る。白菜キムチ、ほうれん草、牛肉をのせ、糸唐辛子をあしらう。

● 1人分 505kcal

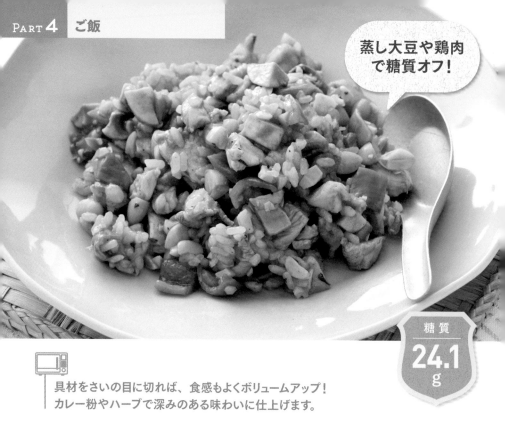

蒸し大豆や鶏肉
で糖質オフ！

糖質
**24.1**
g

具材をさいの目に切れば、食感もよくボリュームアップ！
カレー粉やハーブで深みのある味わいに仕上げます。

# ジャンバラヤ

材料（2人分）

鶏もも肉 ……………………… ½枚（100g）
　　　　　　　　　　　　（こま切れにする）
ご飯 ………………………………… 100g
蒸し大豆 ………… 50g（細かく刻む）
マッシュルーム …… 6個（1cm角に切る）
ピーマン ………… 2個（1cm角に切る）

A ┌ ケチャップ …………… 大さじ1½
　│ オリーブ油 …………… 大さじ1
　│ カレー粉 ……………… 小さじ⅓
　│ ドライハーブ ………… 小さじ¼
　└ 塩・タバスコ ……… 各小さじ¼

作り方

1　耐熱ボウルに鶏肉、マッシュルーム、
ピーマン、Aを入れて混ぜる。ふん
わりラップをして電子レンジで4分
加熱する。ご飯、蒸し大豆を加えて
混ぜる。

● 1人分 322kcal

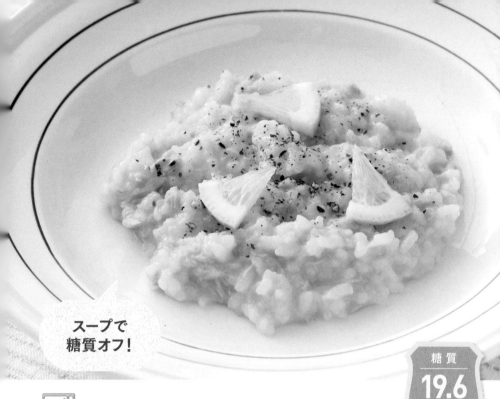

スープで
糖質オフ！

糖質
19.6
g

コクのあるスープをご飯にすわせてボリュームアップ。
レモンは最後に加えてさわやかな酸味を生かします。

# ツナのレモンリゾット

材料（2人分）

ご飯 ……………………………………… 100g
ツナ缶詰 …………… 小1缶（汁けをきる）
レモン …………… ¼個（果汁をしぼる）
水 …………………………………… 1カップ
バター ………………………………… 小さじ2
コンソメ（顆粒）………………………… 小さじ1
粗びき黒こしょう ……………………… 少々

作り方

1 耐熱ボウルにご飯、コンソメ、水、
ツナを入れて混ぜる。ふんわりラッ
プをして電子レンジで10分ほど加
熱する。バターを加えて混ぜて溶か
し、**ラップなしでさらに1分加熱す
る**。仕上げにレモンの果汁を加えて
混ぜる。

2 器に盛り、粗びき黒こしょうをふり、
好みでレモンの薄切り（分量外）を
飾る。

● 1人分 213kcal

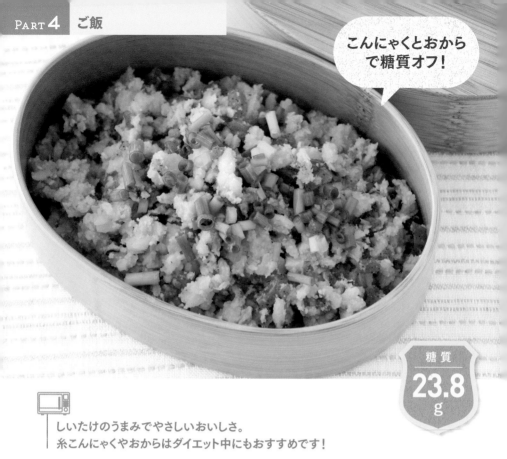

こんにゃくとおから
で糖質オフ！

糖質
23.8
g

しいたけのうまみでやさしいおいしさ。
糸こんにゃくやおからはダイエット中にもおすすめです！

# こんにゃくとおからのまぜご飯

材料（2人分）

糸こんにゃく ……………………… 100g
おから …………………………… 100g
ご飯（硬めに炊いたもの）………… 100g
万能ねぎ ……………… 1本（小口切り）
しいたけ ……………… 4枚（細かく刻む）
A ┌ だし汁 ………………………… 大さじ1
  │ みりん ………………………… 小さじ2
  └ しょうゆ ……………………… 大さじ1½

作り方

1 糸こんにゃくは耐熱ボウルに入れ、
  かぶるくらいの水を加え、ラップな
  しで電子レンジで3分加熱する。水
  けをきって、細かく刻む。

2 耐熱ボウルに糸こんにゃく、しいた
  け、A、おからを入れる。ふんわり
  ラップをして3分加熱する。ご飯を
  加えて混ぜ、器に盛って万能ねぎを
  ふる。

● 1人分 166kcal

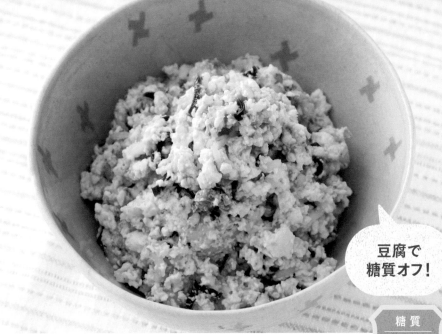

豆腐で
糖質オフ！

糖質
**21.0**
g

水切りした豆腐をご飯と混ぜるだけ！塩昆布やかつお節、
ごま油でうまみ豊かな味わいです。

# 豆腐とおかかのまぜご飯

材料（2人分）

| | |
|---|---|
| 木綿豆腐 | 1丁 |
| ご飯 | 100g |
| 塩昆布 | 6g |
| かつお節 | 小1パック |
| しょうゆ | 小さじ1 |
| ごま油 | 小さじ1 |

作り方

1 豆腐は**キッチンペーパーに包んで耐熱皿にのせ、ラップなしで電子レンジで2分加熱する**。軽くしぼって水切りする。

2 豆腐をくずして塩昆布、しょうゆ、ごま油を加えて混ぜる。ご飯を加えてさらに混ぜ、かつお節を加えてひと混ぜする。

● 1人分 237kcal

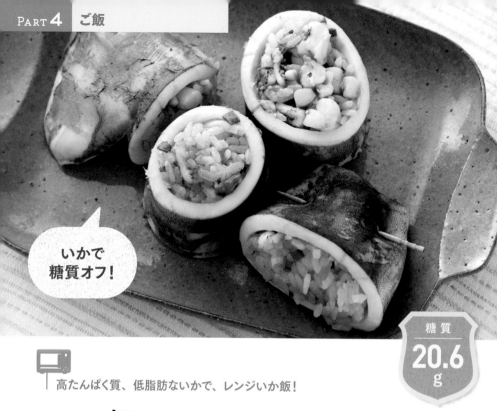

いかで
糖質オフ！

糖質
**20.6**
g

📺 | 高たんぱく質、低脂肪ないかで、レンジいか飯！

# いか飯

### 材料（2人分）

| | |
|---|---|
| するめいか | 小2杯 |
| ご飯 | 100g |
| 万能ねぎ | 1本 |
| | （小口切り） |

A ［
　水 ……… 大さじ4
　めんつゆ（4倍濃縮）
　　　　　 大さじ1
　しょうがのしぼり汁
　　　　　 小さじ1
　］

### 作り方

**1** いかは内臓と軟骨を取り除く。胴は流水で洗って水けをふく。足部分は目とくちばしを取り除き、足先の硬い吸盤を切り落として、細かく刻む。

**2** いかの足は**A**大さじ2につけ、胴は残りの**A**をからめる。10分くらいおいたら、足も胴も汁気をきる。つけ汁は取っておく。

**3** ご飯といかの足、万能ねぎを混ぜる。いかの胴に詰めて、口を楊枝で止める。**破裂を防ぐために、いかの表裏に楊枝などで5〜6か所穴をあける。**

**4** 耐熱皿にいか1杯を入れ、つけ汁の半量を入れる。**ふんわりラップをして電子レンジで1分半加熱する。裏返して、再びふんわりラップをしてさらに30秒加熱する。**もう1杯も同じように加熱する。食べやすく切って器に盛る。

● 1人分 202kcal

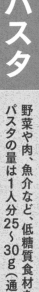

野菜や肉、魚介など、低糖質食材をたっぷり合わせて。パスタの量は1人分25〜30g（通常レシピの⅓程度）。

ズッキーニで
糖質オフ！

糖質
22.7
g

ズッキーニを細切りにするのがポイント！
パスタになじんでかさ増し効果が。

# あさりとズッキーニのスープスパ

材料（2人分）

| | |
|---|---|
| パスタ（細め） | 60g |
| あさり（砂抜きしたもの） | 250g |
| （殻をこすり合わせて洗う） | |
| ズッキーニ | ½本 |
| にんにく | 小1片 |
| （薄切りにして芯を取る） | |
| 水 | 1½カップ |
| 白ワイン | ¼カップ |
| オリーブ油 | 大さじ1 |
| 塩、こしょう | 各少々 |

作り方

1　ズッキーニは縦に薄切りにする。さらに縦に細切りにして、長さを2〜3等分する。

2　フライパンにオリーブ油、にんにくを入れて弱火にかける。にんにくが色づいたら取り出す。同じフライパンにあさり、水、白ワインを加えて煮立てる。あさりの口が開いたら、あさりを取り出す。

3　2のフライパンにパスタ、ズッキーニを加えて袋の表示時間通り煮る。あさりを戻し、塩、こしょうで味をととのえる。器に盛りにんにくをちらす。

● 1人分 193kcal

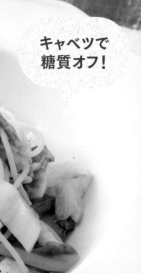

キャベツで
糖質オフ！

糖質
24.0
g

パスタもレンチンで！ 長さを半分に折りパスタが
水に浸る状態にして、袋の表示時間より3分長く加熱するのがポイント。

# キャベツのペペロンチーノ

材料（2人分）

| | |
|---|---|
| スパゲティ | 60g |
| ベーコン | 2枚（幅5mmに切る） |
| キャベツ | 3枚（150g）（太めのせん切り） |
| にんにくのみじん切り | 小1片分 |
| 唐辛子 | 1本（斜め半分に切り種を取る） |
| オリーブ油 | 大さじ1 |

作り方

1. **スパゲティは半分に折って耐熱容器に入れる。**水1½カップと塩小さじ½（分量外）を加え、**ラップなしで袋の表示時間より3分長く電子レンジで加熱する。**ざるにあげ、水けをきる。

2. フライパンにオリーブ油、にんにくを入れて弱火で炒める。香りがたったらベーコンを加え、脂が出てきたら、キャベツ、唐辛子を加えて炒める。

3. キャベツがしんなりしてきたら、**1**を加えてあえる。

● 1人分 271kcal

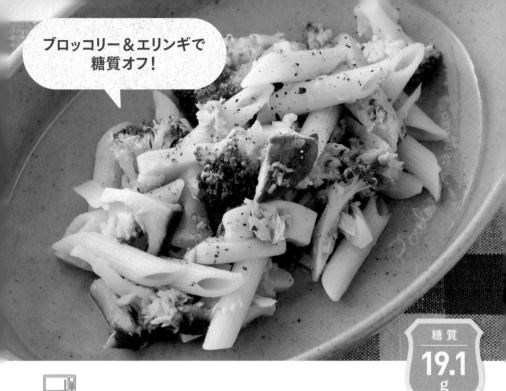

ブロッコリー＆エリンギで
糖質オフ！

たっぷりのブロッコリーでホットサラダのよう。
エリンギをペンネとなじむように切ってかさ増しに！

# ブロッコリーとツナのペンネ

材料（2人分）

ペンネ ……………………… 50g

ブロッコリー ………… ⅓株（100g）
　　　（小房に分け、さらに小さく切る）

エリンギ ………………… 大1本
　　　（ペンネの大きさに合わせて切る）

ツナ缶詰 …… 小1缶（汁けをきる）

にんにくのみじん切り
　　　……………………… 小1片分

オリーブ油 ………………… 大さじ1

塩、粗びき黒こしょう …… 各少々

作り方

1　鍋に湯を沸かし、湯に対して1％の塩（分
　量外）を加え、袋の表示時間通りペンネ
　をゆでる。**ゆで時間が残り3分になった
　らブロッコリーを加え、残り1分になっ
　たらエリンギを加え一緒にゆであげる。**
　ざるにあけ、水けをきる。

2　耐熱ボウルにツナ、オリーブ油、にんに
　くを入れて、ふんわりラップをして電子
　レンジで30秒加熱する。**1**を加えてあ
　えて、塩で味をととのえる。器に盛り粗
　びき黒こしょうをふる。

● 1人分 258kcal

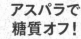

アスパラで
糖質オフ！

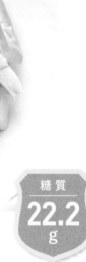

糖質
22.2
g

🔲 たらこマヨは、低糖質ながら誰にでも好かれる味。
細切りのアスパラがパスタになじんでボリュームアップ。

# アスパラとたらこのパスタ

材料（2人分）

パスタ (細めのもの) ‥‥‥‥‥‥‥ 60g
アスパラガス ‥‥‥‥‥‥‥‥‥ 4本
（根元の硬い部分を切り、5cm長さの細切り）
たらこ ‥‥‥‥‥‥‥‥‥‥‥‥ 1はら
（縦に切り目を入れ、薄皮からしごきだす）
刻みのり ‥‥‥‥‥‥‥‥‥‥ 少々
┌ マヨネーズ ‥‥‥‥‥ 大さじ1
A オリーブ油 ‥‥‥‥‥ 小さじ1
└ にんにくのすりおろし ‥‥ 少々

作り方

1 **パスタは半分に折って耐熱容器に入**
**れる。水1½カップ、塩小さじ½（分**
量外）を加え、**ラップなしで袋の表**
**示時間より3分長く電子レンジで加**
**熱する。加熱時間残り2分になった**
**らいったん取り出し、アスパラガス**
**を加え、再び加熱する。**ざるにあげ
て水けをきる。

2 ボウルにたらこ、Aを入れて混ぜ、
1を加えてあえる。器に盛り、刻
みのりをのせる。

● 1人分 218kcal

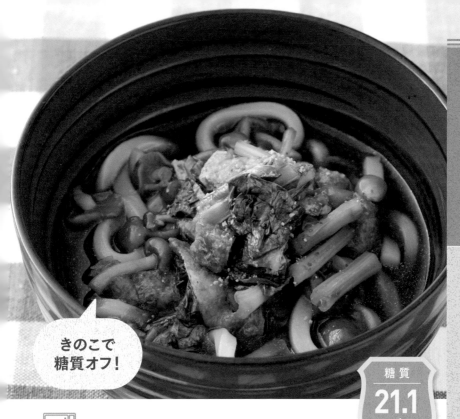

きのこで
糖質オフ！

糖質
21.1
g

めんつゆも意外に糖質量が高いので注意。うす味にして、具材や薬味でうまみをプラスするのがおすすめです。麺の量は1人分75g（通常の半量以下）。

めんつゆも薄めにして糖質量をダウン。
冷凍うどんでさっとできるので、忙しいときにもおすすめ！

# きのこたっぷりきつねうどん

材料（2人分）

| | |
|---|---|
| 冷凍うどん | ¾玉（150g） |
| なめこ | 1袋 |
| | （さっと洗って水けをきる） |
| 小松菜 | 2株（3cmに切る） |
| 油揚げ | 1枚（短冊に切る） |
| めんつゆ（ストレート） | ½カップ |
| 水 | ½カップ |
| 七味唐辛子 | 少々 |

作り方

1 冷凍うどんはラップで包み、電子レンジで3分加熱する。鍋にめんつゆと水を入れて中火で温め、油揚げをさっと煮て、なめこ、小松菜を加える。野菜に火が通ったら、うどんを加えてひと煮立ちさせる。器に盛り、七味唐辛子をふる。

● 1人分 155kcal

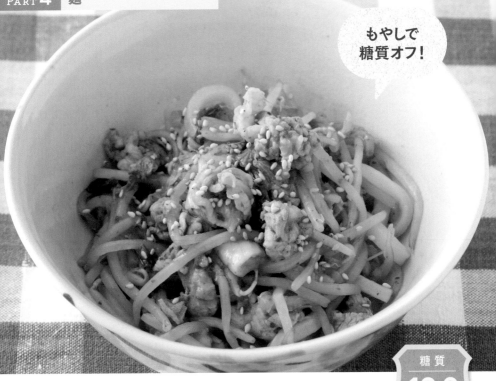

もやしで
糖質オフ!

糖質
**19.0**
g

豚肉とキムチ、相性抜群のうま辛風味がやみつきに!
もやしたっぷりで、食後感もすっきり。

# 豚キムチうどん

材料(2人分)

| | |
|---|---|
| 冷凍うどん | ¾玉(150g) |
| 豚こま切れ肉 | 100g |
| | (食べやすく切る) |
| もやし | 1袋(200g) |
| 白菜キムチ | 50g(細切り) |
| 白いりごま | 少々 |
| A ┌ しょうゆ | 大さじ1 |
| └ ごま油 | 大さじ1 |

作り方

1 冷凍うどんはラップで包み、電子レンジ
で3分加熱する。耐熱ボウルに豚肉、も
やし、白菜キムチ、Aを入れる。**落とし
蓋のようにラップをのせ、さらに上にふ
んわりラップをして**(P6参照)4分加熱
する。

2 うどんを加えて全体を混ぜ、ラップなし
でさらに1分加熱する。器に盛り、白い
りごまをふる。

● 1人分 301kcal

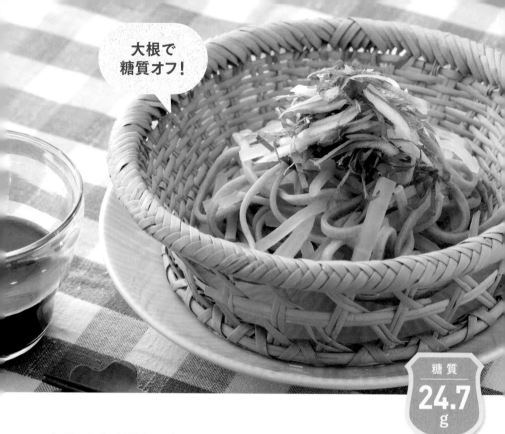

大根で
糖質オフ！

糖質
24.7
g

ざるそばの糖質を下げたいときは、大根のせん切りが大活躍。
たっぷりの薬味と一緒にどうぞ。

# 大根そば

材料（2人分）

そば（ゆで麺）………………… 150g
大根 ……………… 5cm（縦にせん切り）
青じそ ………………… 4枚（せん切り）
みょうが …………… 2個（せん切り）
［つけつゆ（混ぜておく）］
めんつゆ（ストレート）…… ½カップ
水 ………………………… ½カップ

作り方

1 鍋に湯を沸かし、**そばと大根を一緒にゆ
でる**。袋の表示時間ゆで、大根が柔らか
くなったら、ざるにあげて水けをきり、
器に盛る。

2 青じそ、みょうがは水にさらし、水けを
きる。そばにのせ、つけつゆを添える。

●1人分 139kcal

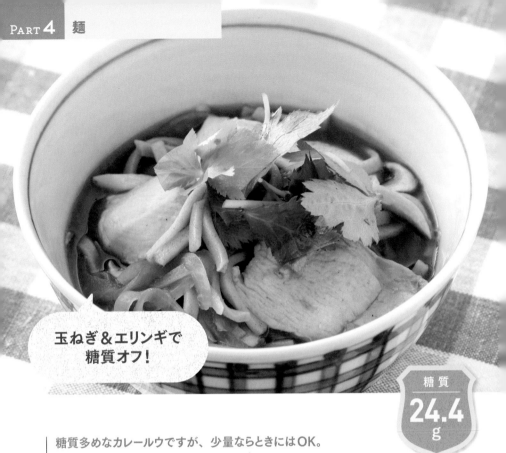

玉ねぎ＆エリンギで
糖質オフ！

糖質
24.4
g

糖質多めなカレールウですが、少量ならときにはOK。
だし汁がきいてしみじみおいしい和風味。

# カレー鶏そば

材料（2人分）

そば（ゆで麺）…………………… 150g

鶏むね肉 …… ½枚（ひと口大のそぎ切り）

玉ねぎ ……………………… ¼個（薄切り）

エリンギ …………… 1本（細い棒状に切る）

三つ葉 ………………… 2〜3本（ざく切り）

カレールウ ………………………… 1かけ

だし汁 …………………………… 2カップ

しょうゆ ……………………………… 大さじ1

作り方

1　鍋にだし汁を入れて中火にかける。
玉ねぎを加え、柔らかくなったら鶏
肉を加える。

2　鶏肉に火が通ったら、カレールウを
加えて溶かし、しょうゆを加え、そ
ば、エリンギを加えてひと煮する。
器に盛り、三つ葉をのせる。

● 1人分 259kcal（汁の⅓は残す）

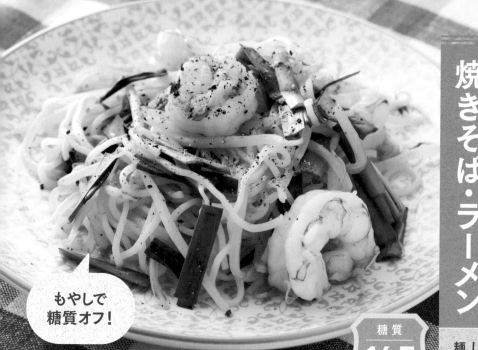

もやしで
糖質オフ！

糖質
**16.7**
g

もやしのシャキシャキ、えびのぷりぷりの食感が楽しい！
シンプルな塩味でもうまみ充分です。

# えび塩焼きそば

材料（2人分）

| | |
|---|---|
| 中華蒸し麺 | ½袋（75g） |
| むきえび | 150g |
| もやし | 1袋（200g） |
| にら | 4本（3〜4cmに切る） |
| 粗びき黒こしょう | 少々 |

A
鶏ガラスープの素 …… 小さじ1
酒 …… 大さじ1
塩 …… 小さじ¼

作り方

1 中華蒸し麺はラップに包んで電子
レンジで1分加熱する。耐熱ボウ
ルにむきえび、もやし、Aを入れ
て全体を混ぜる。**落とし蓋のよう
にラップをのせ、さらに上にふん
わりとラップをして**（P6参照）、
4分加熱する。水けをきって、中
華蒸し麺を加えてあえ、**ラップな
しでさらに1分加熱する。**

2 熱いうちににらを加えて混ぜ、器
に盛って粗びき黒こしょうをふる。

●1人分 165kcal

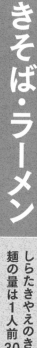

しらたきやえのきなど、低糖質食材を麺に混ぜ込んで！
麺の量は1人前30〜40g（中華蒸し麺¼袋程度）。

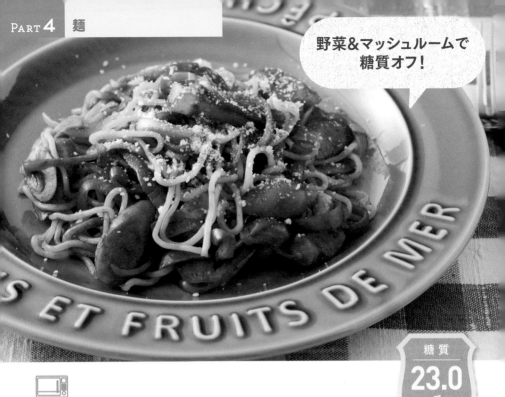

野菜&マッシュルームで
糖質オフ！

糖質
**23.0**
g

たっぷりの具材で麺の少なさをカバー。
1品で大満足のおいしさと食べごたえ！

# 焼きそばナポリタン

材料（2人分）

中華蒸し麺 ……………… ½袋（75g）

ソーセージ …… 4本（5mm幅の斜め切り）

玉ねぎ ………………… ½個（縦に薄切り）

ピーマン ……………… 2個（縦に細切り）

マッシュルーム …… 2個（縦に薄切り）

粉チーズ …………………… 大さじ½

┌ ケチャップ ………………… 大さじ1

A ウスターソース ……… 小さじ2

└ こしょう …………………… 少々

作り方

**1** 中華蒸し麺はラップに包んで電子レン
ジで1分加熱する。耐熱ボウルにソー
セージ、玉ねぎ、ピーマン、マッシュ
ルーム、Aを入れて混ぜる。**落とし蓋
のようにラップをのせ、さらに上にふ
んわりとラップをして**（P6参照）4分
加熱する。中華蒸し麺を加えて混ぜ、
**ラップなしでさらに1分加熱して全体**
を混ぜる。

**2** 器に盛り、粉チーズをふる。

● 1人分 253kcal

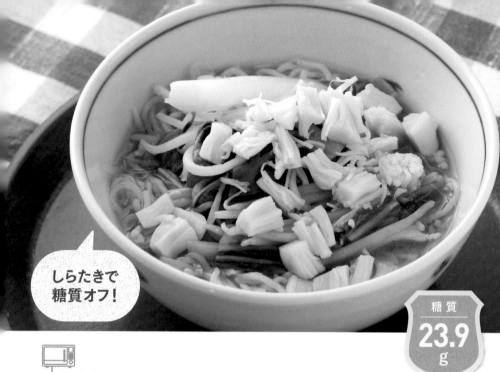

しらたきで
糖質オフ!

糖質ゼロのしらたき。つるんとした食感も楽しく、
ラーメンのかさ増し食材におすすめです!

# 野菜たっぷりしらたきラーメン

材料（2人分）

中華麺 ………………………… 70g

しらたき（あく抜き不要のもの）
………………………… 1袋（200g）

もやし ………………… ½袋（100g）

青梗菜 ………………………… 1株
（軸は細切り、葉はざく切り）

鶏ガラスープの素 ………… 小さじ1

ホタテ貝柱缶詰 …………… 小1缶
（汁けをきる）

A ┌ 水 ………………… 3カップ
　│ みそ ……………… 大さじ2
　│ 鶏ガラスープの素 … 小さじ2
　└ おろしにんにく …………… 少々

作り方

1 耐熱ボウルにもやし、青梗菜を入れる。
ふんわりラップをして電子レンジで3
分加熱して、少し蒸らす。水けを捨て、
鶏ガラスープの素を加えて混ぜる。

2 鍋に湯を沸かし、しらたきを入れる。
煮立ったら、中華麺をほぐしながら加
え、袋の表示時間通りゆでる。ざるに
あげて湯をきり、器に盛り、1、ホタ
テ貝柱をのせる。

3 同じ鍋にAを入れる。よく混ぜて温め、
器に注ぐ。

● 1人分 185kcal（汁の⅓は残す）

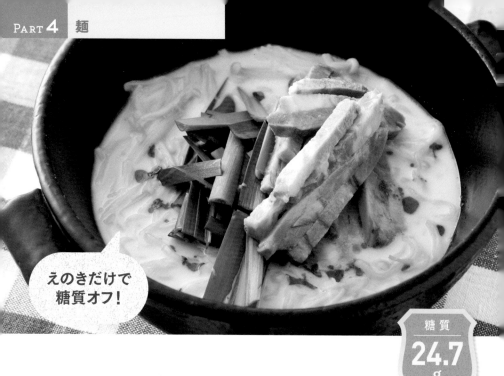

えのきだけで
糖質オフ！

糖質
**24.7**
g

豆乳でとんこつ風スープが完成！
まろやかな味わいに、にらの香りと食感がメリハリをつけます。

# 豆乳のとんこつ風ラーメン

材料（2人分）

中華麺 ………………………… 60g
えのきだけ ………………… 大1パック
（長さを半分に切ってほぐす）
焼豚 ………………………… 60g（細切り）
にら ………………… 6本（3〜4cmに切る）
無調整豆乳 ………………… 1カップ
水 ………………………………… 1カップ
鶏ガラスープの素 ……… 大さじ1
ラー油 ………………………… 適量

作り方

**1** 鍋に湯を沸かし、中華麺とえのきだけ
を一緒に入れ、袋の表示時間通りゆで
る。ざるにあげて湯をきり、器に盛っ
て、にら、焼豚をのせる。

**2** 同じ鍋に水、豆乳、鶏ガラスープの素
を入れて温める。器に注ぎ、ラー油を
かける。

● 1人分 211kcal（汁の⅓は残す）

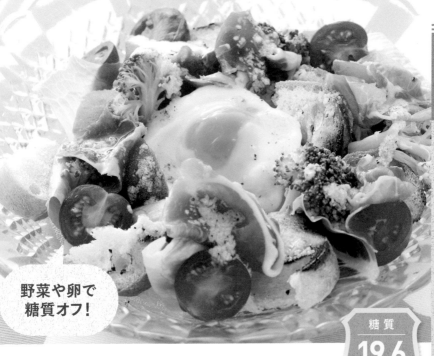

具だくさんサンド、キッシュ、サラダなど、工夫次第で低糖質のパンメニューもいろいろできます！ パンの分量は1人分30ｇ（6枚切りの食パン½枚）。

野菜や卵で
糖質オフ！

糖質
**19.6**
g

見た目も華やかなボリュームサラダ。
野菜を先に食べるようにすれば、血糖値の上昇もゆるやかに。

# 生ハムと温泉卵のパンサラダ

**材料（2人分）**

フランスパン ……… 60ｇ（一口大に切る）

ロメインレタス … 2枚（4〜5cm幅に切る）

ミニトマト ………………… 6個（半分に切る）

ブロッコリー ……………… ⅓株（100ｇ）
（小房に分ける）

生ハム ……………… 40ｇ（食べやすく切る）

温泉卵 ………………………………… 2個
（「電子レンジ温泉卵」の作り方はP81参照）

[**ドレッシング**（混ぜておく）]

粉チーズ ………………………… 大さじ1

ドレッシング（市販品）……… 大さじ1

粗びき黒こしょう ………………………… 少々

**作り方**

**1** フランスパンはトースターで軽く焼き色がつくまで焼く。ブロッコリーはラップに包んで電子レンジで2分加熱する。

**2** フランスパン、ロメインレタス、ミニトマト、ブロッコリー、生ハムを盛り合わせる。温泉卵をのせ、ドレッシングをかけて、全体をよくあえていただく。

● 1人分 294kcal

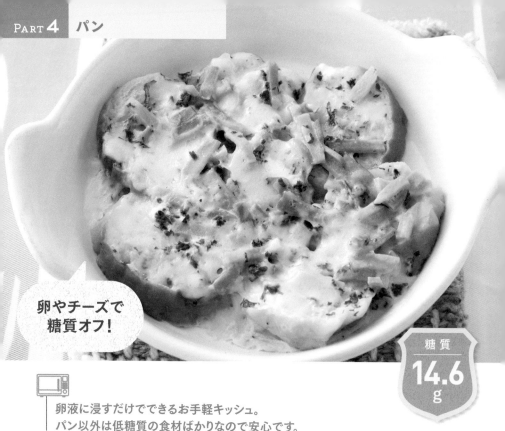

卵やチーズで
糖質オフ！

糖質
**14.6**
g

卵液に浸すだけでできるお手軽キッシュ。
パン以外は低糖質の食材ばかりなので安心です。

# ロールパンの簡単パンキッシュ

材料（2人分）

ロールパン …… 2個 (60g)（1cm幅に切る）
卵 ……………………………… 2個
ハム ………………… 2枚（5mm幅の細切り）
ピザ用チーズ ……………………… 40g
パセリのみじん切り ………… 大さじ2

作り方

**1** ボウルに卵を割りほぐし、ハム、ピザ用チーズ、パセリを加えて混ぜる。

**2** ロールパンを**1**に浸して、2つの耐熱皿に等分に入れる。ふんわりラップをして**耐熱皿1つを電子レンジで1分30秒ずつ加熱**する。

● 1人分 259kcal

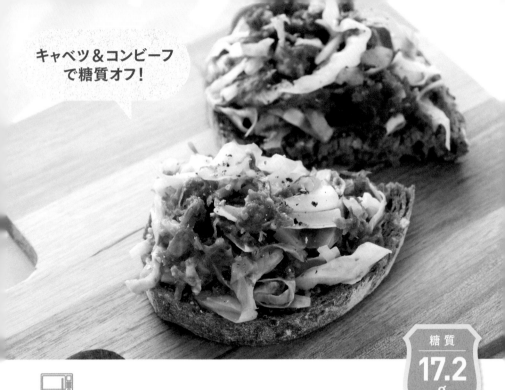

糖質
**17.2**
g

具材をどっさりのせたボリューミーなオープンサンド。
朝食の定番メニューにぜひ！

# キャベツとコンビーフの
# オープンサンド

## 材料（2人分）

| | |
|---|---|
| ライ麦パン | 2枚 (60g) |
| キャベツ | 大1枚 (100g) |
| | （太めのせん切り） |
| コンビーフ缶詰 | 1缶 (80g) |
| | （ほぐす） |
| 粗びき黒こしょう | 少々 |
| A バター | 大さじ1 |
| 粒マスタード | 小さじ2 |

## 作り方

1 ライ麦パンは半分に切り、トースターでこんがり焼く。バターを室温に戻し、粒マスタードと混ぜる。

2 ボウルにキャベツ、コンビーフを入れ混ぜる。ふんわりラップをして電子レンジで2分くらい加熱して混ぜる。

3 ライ麦パンにAを塗る。2をのせ、粗びき黒こしょうをふる。

● 1人分 228kcal

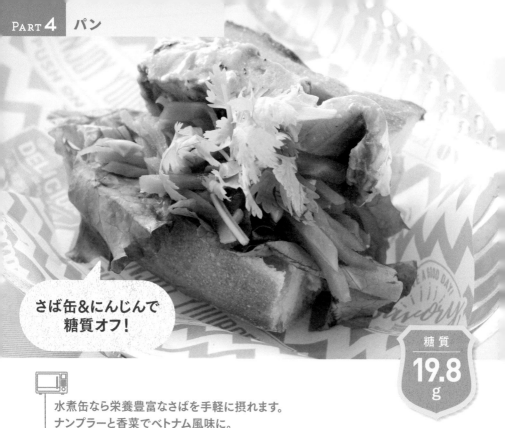

さば缶&にんじんで
糖質オフ！

糖質
19.8
g

水煮缶なら栄養豊富なさばを手軽に摂れます。
ナンプラーと香菜でベトナム風味に。

# さばとにんじんのバインミー風

材料（2人分）

細めのバゲット ⋯⋯ 15cmくらい (60g)
さば缶詰 (水煮) ⋯⋯⋯⋯ ½缶 (95g)
　　　　　　　 (汁けをきり、大きめにほぐす)
にんじん ⋯⋯⋯⋯⋯⋯ ⅓本 (細切り)
サニーレタス ⋯⋯⋯⋯⋯⋯⋯⋯ 1枚
　　　　　　　　　 (食べやすくちぎる)
ピーナッツ ⋯⋯⋯⋯⋯⋯⋯⋯ 大さじ½
あれば香菜 ⋯⋯⋯⋯⋯⋯⋯⋯⋯ 少々
バター ⋯⋯⋯⋯⋯⋯⋯⋯⋯⋯ 小さじ2
┌ ナンプラー ⋯⋯⋯⋯⋯ 小さじ1
A レモン汁 (または酢) ⋯⋯ 小さじ1
└ 砂糖 ⋯⋯⋯⋯⋯⋯⋯⋯ 小さじ½

作り方

1 にんじんは**ラップでぴったり包んで**電
子レンジで1分加熱して、水けをきる。
ピーナッツは耐熱皿に入れ、**ラップな
しで30秒加熱**して、粗く刻む。にん
じんとピーナッツを合わせて、Aを加え
てなじませる。バゲットは長さを半分
に切り、縦半分に切れ目を入れる。

2 バゲットをアルミホイルで包んで、ト
ースターで温め、切れ目にバターをぬる。
サニーレタス、にんじん、さばをはさむ。
あれば香菜も添える。

● 1人分 238kcal

# 1人分のお手軽スープ&汁もの

歯ごたえの残ったキャベツが美味。
野菜不足が気になるときにどうぞ!

## キャベツとハムの
## コンソメスープ

材料（1人分）

| | |
|---|---|
| キャベツ | 1枚（50g） |
| | （1cm四方に切る） |
| ハム | 1枚（1cm四方に切る） |
| 水 | 150 ml |
| コンソメ（顆粒） | 小さじ½ |
| 塩、粗びき黒こしょう | 各少々 |

作り方

1 耐熱容器に塩、粗黒びきこしょう以外の
   すべての材料を入れる。**蒸気を逃す部分
   を開けてラップをして**電子レンジで1分
   30秒加熱する。全体を混ぜ、塩で味を
   ととのえ、粗びき黒こしょうをふる。

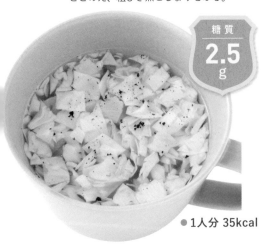

糖質 2.5 g

● 1人分 35kcal

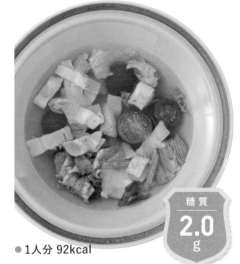

糖質 2.0 g

● 1人分 92kcal

レタスのシャキシャキ食感がさわやか。
サラダ感覚でいただけます。

## BLTスープ

材料（1人分）

| | |
|---|---|
| ベーコン | 1枚（幅1cmに切る） |
| レタス | 小1枚（小さくちぎる） |
| ミニトマト | 2個（縦半分に切る） |
| 水 | 150 ml |
| コンソメ（顆粒） | 小さじ½ |
| 塩、黒こしょう | 各少々 |

作り方

1 耐熱容器に塩、黒こしょう以外のすべて
   の材料を入れる。**蒸気を逃す部分を開け
   てラップをして**電子レンジで1分30秒
   加熱する。全体を混ぜ、塩で味をととの
   え、黒こしょうをふる。

忙しいときにもラクラク！　電子レンジでできる汁もの&スープをご紹介。
蒸気を逃す部分を一部開けてラップをするのがポイントです（P6 参照）。
2人分で倍量作るときも、加熱は1人分ずつがおすすめ。

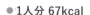

もずく酢と卵だけでとっても手軽！
ほどよい酸味がくせになりそう。

# もずくの酸辣湯

材料（1人分）

| | |
|---|---|
| もずく酢（市販品） | 1パック |
| 卵 | 1個（割りほぐす） |
| 水 | 150 ml |
| 鶏ガラスープの素 | 小さじ½ |
| 塩・ラー油 | 各少々 |

作り方

1 耐熱容器にもずく酢、水、鶏ガラスープの素を入れて混ぜ、溶き卵を加えて軽く混ぜる。**蒸気を逃す部分を開けてラップをして**電子レンジで1分30秒加熱する。全体を混ぜ、**再び一部を開けてラップをして**、20秒くらい加熱する。塩で味をととのえ、ラー油をたらす。

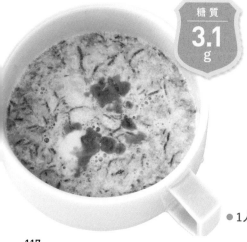

糖質
3.1
g

●1人分 67kcal

豆乳のまろやかな味わいに、
ザーサイやさくらえびがコクをアップ。

# もやしと豆乳の
# 台湾風スープ

材料（1人分）

| | |
|---|---|
| もやし | 30g |
| ザーサイ | 10g（細く刻む） |
| さくらえび | 小さじ1 |
| 無調整豆乳 | 75 ml |
| 水 | 75 ml |
| 鶏ガラスープの素 | 小さじ½ |
| 黒酢 | 小さじ½ |
| ごま油 | 小さじ½ |
| 塩 | 少々 |

作り方

1 耐熱容器に豆乳、水、鶏ガラスープの素を入れて混ぜ、もやし、ザーサイ、さくらえびを入れてさっと混ぜる。**蒸気を逃す部分を開けてラップをして**電子レンジで1分30秒加熱する。全体を混ぜ、黒酢とごま油を加えて混ぜ、塩で味をととのえる。

●1人分 102kcal

発酵食品と海藻もとれて、
低糖質でヘルシーなピリ辛汁もの。

# キムチとわかめの
# 韓国風スープ

材料（1人分）

| | |
|---|---|
| 白菜キムチ | 30g（食べやすく切る） |
| 乾燥わかめ | ひとつまみ |
| 松の実 | 小さじ1 |
| 水 | 150 ml |
| 鶏ガラスープの素 | 小さじ½ |
| ごま油 | 少々 |

作り方

1 耐熱容器にごま油以外のすべての材料を入れる。**蒸気を逃す部分を開けてラップをして電子レンジで1分30秒加熱する。**全体を混ぜ、ごま油をたらす。

● 1人分 13kcal

ヘルシー食材のなめこをたっぷり！
超低糖質なのがうれしい。

# なめこと万能ねぎの
# 中華スープ

材料（1人分）

| | |
|---|---|
| なめこ | ½袋（50g）（さっと洗って水けをきる） |
| 万能ねぎ | 1本（小口切り） |
| 水 | 150ml |
| 鶏ガラスープの素 | 小さじ½ |
| 塩、しょうゆ、粗びき黒こしょう | 各少々 |

作り方

1 耐熱容器になめこ、水、鶏ガラスープの素を入れ、**蒸気を逃す部分を開けてラップをして電子レンジで1分30秒加熱する。**万能ねぎを加え、塩、しょうゆで味をととのえる。全体を混ぜ、粗びき黒こしょうをふる。

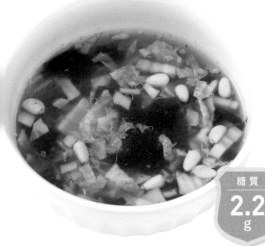

糖質
2.2
g

● 1人分 48kcal

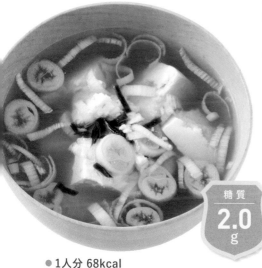

糖質 1.9 g

塩昆布のうまみがポイント。
どんな料理にも合う
上品な味わいです。

# ねぎと塩昆布と豆腐のすまし汁

材料（2人分）

| | |
|---|---|
| 木綿豆腐 | ¼丁 |
| ねぎ | 3㎝（小口切り） |
| 塩昆布 | ひとつまみ |
| だし汁 | 150ml |
| しょうゆ | 小さじ½ |
| 塩 | 少々 |

作り方

1　耐熱容器に塩以外のすべての材料を入れ、豆腐を少しくずす。**蒸気を逃す部分を開けてラップをして電子レンジで1分30秒加熱する。全体を混ぜ、塩で味をととのえる。**

●1人分 11kcal

すっきりさっぱりした梅風味。
昆布からもいいだしが出ます。

# とろろ昆布と梅干しのすまし汁

材料（1人分）

| | |
|---|---|
| とろろ昆布 | ひとつまみ（ほぐす） |
| 梅干し | 1個 |
| 万能ねぎ | ½本（斜めに切る） |
| だし汁 | 150ml |
| しょうゆ | 少々 |

作り方

1　耐熱容器にとろろ昆布、梅干し、だし汁を入れる。**蒸気を逃す部分を開けてラップをして電子レンジで1分30秒加熱する。全体を混ぜ、しょうゆで味をととのえ、万能ねぎをのせる。**

糖質 2.0 g

●1人分 68kcal

糖質 2.7 g

低糖質で栄養も豊富なきのこ青菜。
忙しい朝にぜひ!

# しいたけと青梗菜の
# みそ汁

材料（1人分）

しいたけ ……………………… 1枚（薄切り）
青梗菜 ……………………… 2枚（ざく切り）
だし汁 ……………………… 150 ml
みそ ……………………… 小さじ2

作り方

1 耐熱容器にみそを入れ、だし汁を少し加
えてのばす。残りのだし汁、しいたけ、
青梗菜を入れる。蒸気を逃す部分を開け
てラップをして電子レンジで2分加熱し、
全体を混ぜる。

● 1人分 54kcal

レンジみそ汁は、初めにみそをだし汁で
のばしておくのがポイントです。

# 油揚げと小松菜の
# みそ汁

材料（1人分）

油揚げ ……………………… ¼枚（短冊に切る）
小松菜 ……………………… 1株（50g）（ざく切り）
だし汁 ……………………… 150 ml
みそ ……………………… 小さじ2

作り方

1 耐熱容器にみそを入れ、だし汁を少し加
えてのばす。残りのだし汁、油揚げ、小
松菜を入れる。蒸気を逃す部分を開けて
ラップをして電子レンジで2分加熱し、
全体を混ぜる。

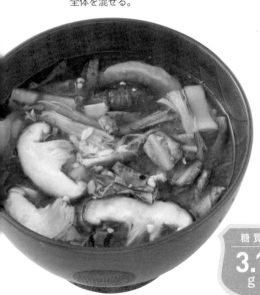

糖質 3.1 g

● 1人分 33kcal

# PART 5

# 糖質オフの
# 簡単スイーツ

「ダイエット中でも、甘いものが食べたい！」。
そんなときは、甘みの強い市販品を買ってしまうより、
低糖質のスイーツを手作りしましょう！
ここで紹介するスイーツは1人分の糖質量を
4〜14gくらいに抑えています。
スイーツや果物は1日の活動前の朝食に食べるのがおすすめなので、
夜作っておいて朝食のデザートにどうぞ。

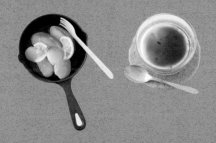

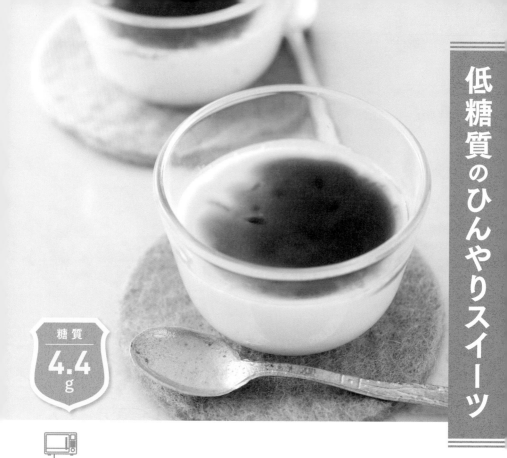

糖質
**4.4**
g

豆乳は調整豆乳ではなく低糖質の無調整豆乳で。
黒蜜でこくと甘さをプラスします。

# 豆乳プリン

材料（4人分）

| | |
|---|---|
| 無調整豆乳 | 1カップ |
| 卵 | 1個 |
| 砂糖 | 大さじ½ |
| 黒蜜 | 小さじ2 |

作り方

1 ボウルに卵を割りほぐしてよく混ぜ、豆乳、砂糖を加えてよく混ぜる。

2 4つの耐熱容器に**1**を等分に入れ、ふんわりラップをする。**耐熱容器1個を電子レンジで4分ずつ加熱する。**粗熱が取れたら冷蔵庫で冷やし、黒蜜をかけていただく。

● 1人分 54kcal

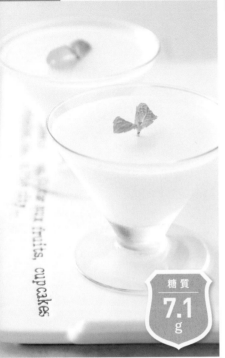

ココナッツミルクでアジアンスイーツ風に!

# ココナッツミルクと
# ヨーグルトのムース

材料（作りやすい分量・6人分）と作り方

| | |
|---|---|
| ココナッツミルク | ½カップ |
| ヨーグルト（無糖） | 1カップ |
| 水 | 大さじ2 |
| 砂糖 | 30g |
| 粉ゼラチン | 5g |
| あればミント | 少々 |

1 小さい器に水を入れてゼラチンをふり入れ、2〜3分ほどふやかす。**ラップなしで電子レンジで10秒ずつ加熱して混ぜ**、ゼラチンを溶かす。ココナッツミルクとヨーグルト、砂糖をよく混ぜ、ゼラチンを加えて混ぜる。器に等分に流し入れて冷蔵庫で2時間ほど冷やし固める。食べるときにミントをあしらう。

● 1人分 69kcal

糖質 7.1 g

粉寒天は様子を見ながら加熱して溶かして。

# マンゴージュース寒天

材料（2人分）と作り方

| | |
|---|---|
| マンゴーブレンドジュース | 1カップ |
| 水 | ¼カップ |
| 砂糖 | 大さじ1 |
| 粉寒天 | 小さじ1 |
| あればセルフィーユ | 少々 |

1 耐熱ボウルに水と粉寒天を入れてよく混ぜる。**ラップなしで電子レンジで様子を見ながら30秒ずつ加熱、約1分加熱して、粉寒天を溶かす**。砂糖を加えてよく混ぜ、ジュースも加えて混ぜる。型に入れて冷蔵庫で2時間ほど冷やし固める。

2 食べやすく切って器に盛り、セルフィーユをあしらう。

● 1人分 65kcal

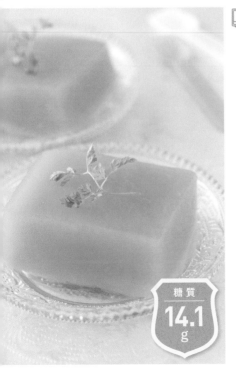

糖質 14.1 g

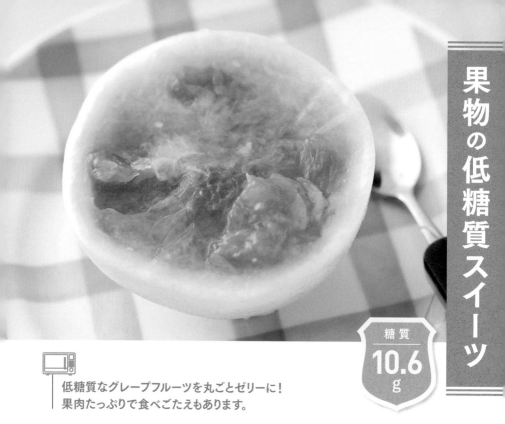

糖質
10.6
g

低糖質なグレープフルーツを丸ごとゼリーに！
果肉たっぷりで食べごたえもあります。

# グレープフルーツゼリー

材料（作りやすい分量・4人分）

グレープフルーツ
（ホワイト、ルビー） ………… 小2個
水 ……………………… 大さじ2
はちみつ ………………… 大さじ1
粉ゼラチン ………………… 5g

作り方

1 グレープフルーツは横半分に切り、スプーンなどで果肉を取り出す。半量の果肉を取っておき、残りは果汁をしぼる。4個とも薄皮を取り除いて器にする。小さい器に水を入れてゼラチンをふり入れ、2〜3分ほどふやかす。**ラップなしで電子レンジで10秒ずつ加熱して**混ぜ、ゼラチンを溶かす。

2 グレープフルーツ果汁とはちみつを合わせてよく混ぜ、ゼラチンを加えて混ぜる。グレープフルーツの皮の器に果肉を入れ、**1**を流し入れ、冷蔵庫で2時間ほど冷やし固める。

●1人分 47kcal

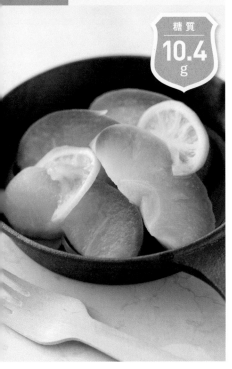

糖質
**10.4**
g

りんごはポリフェノール豊富な
皮ごと食べるのがおすすめ。
赤く煮あがり色味もきれいです。

# りんごの
# コンポート

材料（作りやすい分量・4人分）と作り方
りんご …… 1個（8等分のくし形に切り、芯と種を除く）
レモン …………………………………………………… ½個
白ワイン ………………………………………………… 大さじ2
砂糖 ……………………………………………………… 小さじ2

**1** レモンは2枚薄切りにし、薄切りを半分に切
る。残りのレモンは果汁をしぼる。

**2** 耐熱ボウルにりんご、レモン果汁、レモンの
薄切り、白ワイン、砂糖を入れ、落とし蓋の
ようにラップをし、さらに上にふんわりとラ
ップをして（P6参照）電子レンジで4分加熱す
る。**10分ほど蒸らす。**

● 1人分 44kcal

糖質
**12.9**
g

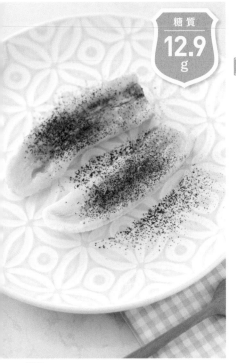

レンジ加熱でバナナの甘みをアップ。
少しでも満足感のあるおいしさに。

# バナナの
# ココア仕立て

材料（2人分）と作り方
バナナ …………………………………………………… 1本
ココアパウダー ………………………………………… 小さじ½

**1** バナナは皮をむいて長さを半分に切り、さら
に縦半分に切る。耐熱皿に入れてふんわりラ
ップをして電子レンジで1分加熱する。器に
盛ってココアパウダーをふる。

● 1人分53kcal

[著者紹介]

**牧田善二**（まきた ぜんじ）

糖尿病専門医。北海道大学医学部卒業。ニューヨークのロックフェラー大学医生化学講座などで、糖尿病合併症の原因として注目されているAGEの研究を約5年間行う。北海道大学医学部講師、久留米大学医学部教授を経て、2003年に、糖尿病などの生活習慣病、肥満治療のための「AGE牧田クリニック」を東京・銀座で開業。20万人以上の患者を診ている。『糖質オフのやせる作りおき』『糖質オフスムージー』『糖質オフの野菜たっぷりおかず』『マンガ版 老けない人はこれを食べている』（すべて小社）、『医者が教える美肌術』（主婦の友社）など、著書・監修書多数。

[レシピ考案・料理製作・栄養価計算]

**牧野直子**（まきの なおこ）

管理栄養士、料理研究家、ダイエットコーディネーター。「スタジオ食」代表。女子栄養大学卒業。大学在学中より栄養指導や教育活動に携わる。雑誌、テレビ、料理教室、講演などで活躍するほか、保健センター、小児科での栄養相談も行う。おいしくて元気になる料理、健康的なダイエット法を提案。『料理の教科書ビギナーズ』『魔法のように効くスープ』（ともに小社）『世界一やさしい！栄養素図鑑』（監修 小社）など著書・監修書多数。

## STAFF

| | | | |
|---|---|---|---|
| デザイン | 野村友美（mom design） | 調理アシスタント・栄養価計算 | 徳丸美沙 |
| 撮影 | 菅井淳子 | マンガ・イラスト | すぎやまえみこ |
| スタイリング | 石川美加子 | 撮影協力 | UTUWA |
| 構成・編集・文 | 狩野厚子 | | |

## 決定版　糖質オフのレンチンレシピ

2021年 2月15日　初版発行

| | | |
|---|---|---|
| 著　者 | 牧 田 善 二 |
| 発行者 | 富 永 靖 弘 |
| 印刷所 | 株式会社新藤慶昌堂 |

発行所　東京都台東区 株式　**新星出版社**
　　　　台東2丁目24 会社
　　　　〒110-0016 ☎03(3831)0743

© Zenji Makita　　　　　　　　　　　Printed in Japan

ISBN978-4-405-09399-7